STUDIOS

TALMA

De la misma autora:

– *La Santé par la médecine traditionnelle chinoise*, éd. Louise Courteau.

Talma Studios International Ltd.
Clifton House, Fitzwilliam St Lower,
Dublin 2 – Irlanda
www.talmastudios.com
info@talmastudios.com
Imagen de la cubierta: © Maor Glam | Dreamstime.com

ISBN : 978-1-913191-11-5
© Talma Studios International y Angelina Jingrui Cai

Angelina Jingrui Cai

SUPERAR EL COVID-19
Y OTROS VIRUS
CON LA MEDICINA
TRADICIONAL CHINA

STUDIOS
TALMA

Agradecimientos

A mis padres, por conservar las recetas de mis abuelos; a mi padre que me guió en el camino de la medicina tradicional china,
A mi querido hijo, porque es el modelo para las fotos de los puntos de acupuntura en este libro y porque durante este período sobrecargado de trabajo, fue quien me cuidó...
A Patrick Pasin, mi editor, por su precioso papel,
A Nancy Gómez, por su ayuda en la concienciación sobre la epidemia,
A Christophe Enderlin, vicepresidente del FNMTC, por su constante estímulo,
A Yves Giarmon, presidente del FNMTC, por su gran confianza,
A Yuan Gu, que me ayudó a corregir los textos,
A la pareja Zhou y a Verónica Antonelli, por su apoyo y testimonio,
Al Sr. y la Sra. Liu, la Sra. Xiuping Ye, el Sr. Zhendi Zhang, el Sr. Dominique He, que me ayudaron a dirigir los grupos de personas que querían la ayuda de la medicina tradicional china para tratar el Covid-19,
Al Sr. Changhong Wu, que me ayudó a manejar las relaciones de las personas a tratar,
A Elena Fernández, Carlos Moya Olivia, Juan Carlos Moya y Jean-Pierre Stouls, por su ayuda y contribución,
A Jacques Van Minden y Anne Lettré por su apoyo.

天降灾难于人间
Una desgracia impredecible en el mundo

地藏生机救民生
Así que la Madre Naturaleza nos ofrece

古来瘟疫知多少
Cualquiera que sea la epidemia

谁知解药近咫尺
La cura a nuestro alcance.

于法国 蔡景瑞
Angelina Cai
2020年 6 月 9 日

Prólogo

Antes de la pandemia

Fue mi abuelo, Baochi Cai, un renombrado médico tradicional chino, quien me introdujo en este antiguo conocimiento cuando era adolescente: pensó que éste era el camino que debía tomar. Siguiendo sus consejos, me formé en medicina tradicional china (MTC)[1], que practico principalmente en Francia, donde vivo desde hace muchos años, siendo miembro de la Federación Nacional de Medicina Tradicional China (FNMTC)[2]. Por lo tanto, recibo en mi consulta a pacientes con todo tipo de problemas de salud.

Dada la magnitud de la pandemia, era casi inevitable que las víctimas del Covid-19 llamaran a mi puerta, lo que ocurrió a finales de enero.

En el momento de escribir este libro, en mayo, había más de un centenar de casos que había tratado, a distancia desde el confinamiento, en Francia, Italia y China; además de una treintena de personas atendidas por colegas que me pidieron mi opinión sobre las prescripciones. Esto me permitió ampliar mi campo de observación.

¿Todos ellos tenían el Covid-19? Es imposible estar seguro, ya que no había ninguna prueba disponible fuera de los centros de salud. Sin embargo, sin importar la enfermedad por la que me consultaron, nadie tuvo que ser hospitalizado después. Por consiguiente, en vista de los resultados obtenidos, me pareció necesario compartir los métodos y las recetas utilizadas, para que beneficiaran a todos,

---

1. Soy Licenciada en acupuntura internacional y me capacito constantemente, en particular asistiendo a cursos anuales de capacitación a fondo en China.
2. Página web del FNMTC: www.fnmtc.fr.

sobre todo porque el virus no ha sido erradicado definitivamente También serán beneficiosos contra otras infecciones pulmonares, como la gripe, e incluso en nuestra vida diaria para otras dolencias.

Después de la pandemia

Aunque este libro está destinado tanto a particulares como a profesionales, no es un estudio en el sentido de la medicina occidental, con comparaciones aleatorias a doble ciego, medición del efecto placebo, grupo de control, etc. Además, no es una práctica generalizada en la medicina tradicional china, en la que cada situación se considera particular y se trata como tal.

Mi trabajo consiste principalmente en proporcionar atención, pero también es mi deber comunicar los resultados y éxitos, especialmente durante una pandemia de este tipo, para que la investigación pueda progresar. De hecho, aunque sea medicina **tradicional**, evoluciona con la energía de la Tierra, de la Naturaleza, del ser humano... El conocimiento de las bases antiguas, que han demostrado su valor durante más de dos milenios, es por lo tanto indispensable, pero no puede ser suficiente en este mundo en constante transformación, sobre todo cuando aparecen nuevas enfermedades.

Además, mi enfoque no tiene por objeto comparar u oponer la medicina occidental y la medicina tradicional china, que son tan necesarias como complementarias. Sin embargo, uno de los puntos fuertes de la MTC es su énfasis en la prevención y el fortalecimiento del sistema inmunológico. Por eso centramos nuestras acciones principalmente en la circulación de la energía, la comida, el sueño... sin los cuales el sistema inmunológico no puede ser fuerte.

Este libro no es un tratado de automedicación ni un curso de MTC: su principal objetivo es presentar herramientas y recetas que nos ayuden a vivir mejor, resistiendo a las agresiones externas a las que estamos sometidos, incluyendo el Covid-19. Y si salva aunque sea una vida, habrá valido la pena escribir sobre ello.

Yin (阴) y Yang (阳)

Según la tradición china, el equilibrio está siempre en movimiento entre las dos fuerzas opuestas, complementarias e inseparables del Yin y el Yang. El Yin, en negro, representa lo femenino, la Luna, la noche, el frío, la oscuridad, el movimiento descendente..., mientras que el Yang blanco simboliza lo masculino, el Sol, la luz, el calor, la acción, el impulso, el movimiento ascendente...

Los niños, tanto los varones como las niñas, suelen tener mucha energía Yang porque siempre están en movimiento. A partir de los treinta años, la energía Yang tiende a disminuir.

Nuestros alimentos son de naturaleza más Yin, más Yang o neutra, dependiendo de su color, de su entorno, de las partes, de la temporada de cosecha, de la cocción...

Tomemos el ejemplo de la morera: las hojas son Yin, pero las de primavera son menos Yin que las del invierno; los frutos son ligeramente Yang; el tronco, las ramas y las raíces son neutras. Del mismo modo, la carne de la clementina es Yang, pero las fibras son Yin, por lo tanto hay que comer ambos para equilibrar la energía (la piel también es Yang, de ahí el interés de los Chenpi).

Un desequilibrio entre las energías Yin y Yang tiene consecuencias, a veces graves, en nuestra salud: al ser demasiado Yang, estamos nerviosos, ansiosos, insomnes, propensos a ataques cardíacos, dolores de cabeza, dolor de muelas, dolor de garganta... Al ser demasiado Yin, corremos el riesgo de sufrir depresión, baja moral, cansancio, mala apariencia, pérdida de apetito, pérdida de cabello, indigestión, hinchazón de estómago, edemas...[3]

---

3. Para aprender de estos temas, lea *Salud a través de la Medicina Tradicional China*, Angelina Jingrui, ed. Louise Courteau Inc..

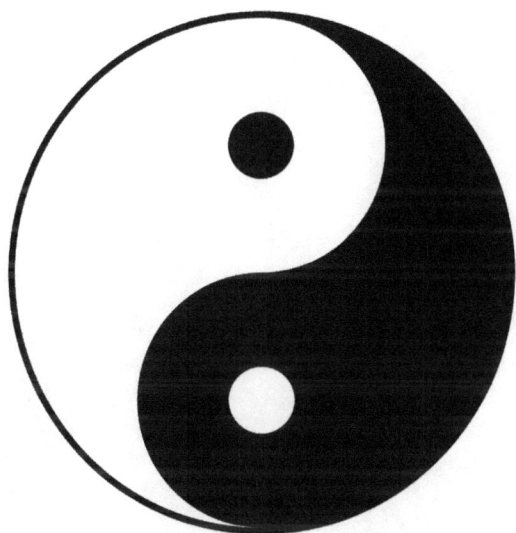

Capítulo I

Primer encuentro
con el Covid-19

Regreso de Wuhan

Exactamente el domingo 25 de enero me encontré con el Covid-19 por primera vez. La alerta de la epidemia no se daba todavía en Francia, pero una joven pareja que regresó de Wuhan tres semanas antes me buscó. Sufría de tos violenta, día y noche, fiebre (más alta en la señora que en el señor), dolor de garganta, dolores de cabeza, pérdida de apetito, estómago hinchado, insomnio y diarrea.

Consultaron a su médico de cabecera varias veces, sin ninguna mejora significativa. Eventualmente, su condición empeoró y deciden buscar ayuda en la medicina tradicional china.

Me dijeron que usaban una máscara al salir de casa para evitar contaminar a los que les rodean. Sin embargo, al no estar seguro de las causas de sus síntomas, aunque todo apuntaba al coronavirus que ya estaba causando estragos en Wuhan durante su estancia, los recibí en mi consultorio un domingo, para que no se cruzaran con otros pacientes. Naturalmente, seguí las reglas de protección necesarias, usando máscaras y guantes, y luego desinfectando el lugar.

Los tratamientos, incluyendo las recetas e ingredientes[4], se detallan en los siguientes capítulos, pero aquí, en resumen, es lo que practiqué desde esta primera sesión:

---

4. Todos los productos se venden en supermercados asiáticos y especializados, a menudo en tiendas de productos orgánicos y, cada vez más, en otras formas de comercio, por no hablar de las plataformas de Internet. Algunas composiciones se venden incluso listas para usar.

– Aplicación de ventosas en los puntos Da Zhui y Fei Shu para el Señor, Da Zhui y Ding Chuan para la Señora, porque su estado estaba más preocupante, con dificultades para respirar (Ding Chuan significa "detener la obstrucción respiratoria");
– y luego, la moxibustión[5] en los mismos puntos, que debían aplicarse luego ellos mismos en casa cada noche durante dos semanas, con el fin de reforzar la energía Yang de los pulmones.

Empezar con las ventosas permite eliminar rápidamente la energía negativa del cuerpo, pero esta técnica tiende a descargar la energía, mientras que la moxibustión justo después de la recarga promueve la circulación y ayuda a reparar los órganos afectados.

Les recomendé las siguientes dos recetas para que las prepararan ellos mismos:
– Una infusión de 50 g de ajenjo chino (véase el recuadro *Un poco de botánica comparativa*) + 50 g de Artemisia annua o ajenjo dulce + 50 g de Houttuynia cordata seca, también llamada "pimienta china" o "hierba pimienta", así como Yu Ping Feng San[6] en las proporciones indicadas en el recuadro que figura a continuación, que debían tomar por la mañana y por la tarde durante siete días.
– Una infusión de 50 g de jengibre rallado con 30 g de azúcar moreno integral[7], que debían beber por la mañana durante dos semanas.

Compraron los ingredientes cuando salieron de mi consultorio y continuaron el tratamiento esa misma noche. Me llamaron al día siguiente para informarme de que su estado empezaba a mejorar, especialmente la tos y el dolor de garganta, y la fiebre ya había desaparecido.

---

5. Esta técnica se presenta en el Capítulo IV. En resumen, cosiste en calentar los puntos de acupuntura con un palo de moxa o artemisa.
6. Yu Ping Feng San (玉屏風散), literalmente "pantalla de jade contra el viento", es una composición de la farmacopea china que, entre otras cosas, vigoriza la energía vital (Qi) y se utiliza especialmente en caso de infección pulmonar.
7. Para las recetas medicinales, siempre utilizamos azúcar de caña, cristalizada o morena ("Sha Tang" en chino, que significa "estimulación del Qi y la sangre"), nunca azúcar blanca.

Volvieron a mi consultorio una semana después y su estado era mucho mejor. Les recomendé que continuaran con Yu Ping Feng San por otros siete días para fortalecer su sistema inmunológico. Al final de la semana, no tenían más síntomas y se sentían curados.

Combinaciones inusuales

De las más de cien personas que se me acercaron posteriormente, la mayoría no pudo ser recibida en centros de salud porque tenían afecciones que iban de leves a más graves, pero sin problemas respiratorios serios. A falta de pruebas disponibles, fueron los síntomas, cuyas combinaciones no se parecían a los de cualquier otra enfermedad (véase el recuadro), incluida la gripe estacional, los que me guiaron cada vez en el diagnóstico y las soluciones a aplicar. También me consultaron pacientes que dieron positivo en el hospital.

En resumen, mi observación es que los síntomas del Covid-19 pueden manifestarse de manera muy heterogénea de una persona a otra, e incluso entre los ancianos, los adultos, los niños, las mujeres y los hombres, incluso con disparidades entre las distintas regiones. Esto puede parecer sorprendente, pero lo es mucho menos cuando sabemos la importancia de la nutrición en nuestra salud.

De esta manera, observé marcadas diferencias entre los pacientes de Francia, Italia y China. Además de aprehender todos los casos individualmente, como debe hacer todo médico independientemente de su especialidad, se hizo necesario hacer un seguimiento casi diario, porque si los síntomas del Covid-19 varían de una persona a otra, también pueden variar de un día para otro, o incluso desaparecer antes de volver unos días después.

Los principales síntomas del Covid-19

Aquí están las primeras señales de advertencia:
- Fiebre;
- tos;
- dolores y molestias;
- fatiga generalizada;
- falta de aliento;
- lengua con una capa blanca o amarilla...

Estos síntomas son similares a los de una gripe. Sin embargo, algunos de ellos pueden empeorar y evolucionar de la siguiente manera:
- Dificultad respiratoria aguda.
- Fallo renal agudo.
- Fallo multi-visceral, que es una condición en la que uno o más órganos se deterioran rápidamente.

Pueden aparecer otros síntomas, como la pérdida del gusto y/o del olfato y la falta de apetito. También ha habido algunos casos con malestar y pérdida de conciencia.

En caso de síntomas de infección respiratoria (fiebre, tos, dificultad para respirar), se recomienda:
- Usar una máscara quirúrgica y respetar las distancias necesarias si uno está en contacto con otras personas.
- Usar toallitas desechables.
- Lavarse las manos con frecuencia.

Estas son también prácticas que deben adoptarse para la prevención, incluso sin síntomas declarados, especialmente porque la Covid-19 puede tener un largo período de incubación.

Si tiene alguna duda sobre si se ha contaminado, es esencial que consulte a un médico urgentemente, para evitar el deterioro de su condición y también para proteger la salud de sus seres queridos.

Notas

1) En mi familia de médicos, tenemos cuidado de no tomar las recetas durante más de siete días, ya que esto puede crear otros desequilibrios. Al final de este período, comprobamos nuestra salud y aconsejamos lo que debemos hacer. De hecho, siete días suelen ser suficientes para realizar cambios importantes en el cuerpo, quizás no siempre para eliminar la raíz de la enfermedad, pero el resto del tratamiento se adapta en consecuencia.

2) Para las preparaciones, incluidas las infusiones, es preferible evitar las cacerolas de hierro o bronce, ya que estos materiales pueden interferir y generar efectos secundarios, o incluso alterar la eficacia de las composiciones. En su lugar, elija cacerolas de barro, porcelana, vidrio o acero inoxidable.

3) La mayoría de los tratamientos que se presentan a continuación pueden ser practicados por todos, de manera efectiva y segura si se siguen las normas y recomendaciones.

Un poco de botánica comparativa

El género Artemisia, o artemisa, agrupa un gran número de plantas, cuyas correspondencias y denominaciones entre la farmacopea china y la botánica occidental pueden generar confusión, que debe ser aclarada antes de continuar nuestra presentación.

Por lo tanto, cuando hablamos de absenta, no estamos hablando del ajenjo o de la *Artemisia absinthium L.*, utilizada para producir el alcohol del mismo nombre que causó estragos, particularmente en el siglo XIX, aunque también pertenece al género Artemisia. De hecho, la utilizada en las recetas de este libro corresponde a 青蒿 (Qinghao), es decir, *Artemisia annua*, también llamada "ajenjo dulce" o "ajenjo chino". Por lo tanto, aparecerá bajo el nombre de "ajenjo dulce" en las diferentes recetas propuestas a continuación.

En cuanto a la artemisa, se trata de la especie llamada "Artemisia china", 艾草 (Aicao) o *Artemisia argyi* en la botánica occidental.

En resumen, obtenemos las siguientes equivalencias taxonómicas:

Ajenjo dulce = ajenjo chino = *Artemisia annua*
= artemisa anua = 青蒿 (Qinghao)

Artemisia = Artemisia china = *Artemisia argyi*
= 艾草 (Aicao).

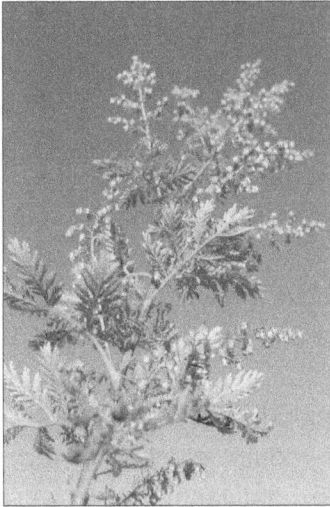

Artemisia annua / Ajenjo dulce / 青蒿 (Qinghao)

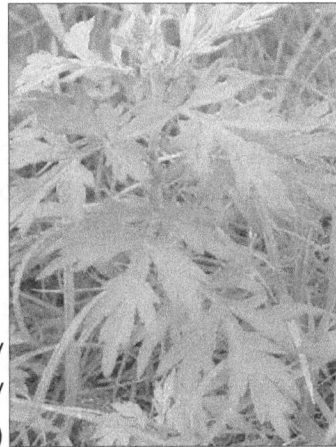

Artemisia argyi / Artemisia china / 艾草 (Aicao)

Recordemos que una científica china, Youyou Tu, fue galardonada con el Premio Albert-Lasker de Investigación Médica Clínica 2011 y el Premio Nobel de Fisiología o Medicina 2015 por su trabajo sobre la artemisinina, el principio activo medicinal aislado de la *Artemisia annua* (青蒿), cuyas virtudes medicinales son conocidas en China desde hace más de dos mil años. Se utiliza para tratar el paludismo y ha salvado millones de vidas en todo el mundo, en particular en los países en desarrollo.

En resumen, así es cómo la medicina tradicional china considera estas dos plantas:

– 青蒿 (*Artemisia annua*) de naturaleza Yin (véase el cuadro sobre el Yin y el Yang), relacionado con los meridianos del hígado y la vesícula biliar.

Además de sus efectos contra el paludismo, se utiliza para regular el sistema inmunológico y reducir el nerviosismo. También se considera antibacteriano y anticancerígeno.

Aunque se ha utilizado durante dos milenios en China, en particular contra el paludismo, no está recomendado por la OMS y está prohibido en algunos países.

– 艾草 (artemisa china) es de naturaleza cálida y está vinculada a los meridianos del hígado, el bazo y los riñones.

Se sabe que promueve la circulación del Qi o "energía vital", fortalece el sistema inmunológico, elimina la humedad del cuerpo, alivia la tos, alivia el asma, reduce la flema, es relajante y es antialérgico y antibacteriano.

Yu Ping Feng San (玉屏风散)

Ya el 20 de enero de 2020 propuse esta fórmula de prevención, tomada durante siete días por la mañana y por la tarde, para fortalecer el sistema inmunológico y defenderse mejor de la pandemia que se avecinaba. De las aproximadamente 300 personas que confirmaron que lo habían tomado, ninguna de ellas me informó posteriormente de que habían sido afectadas por el Covid-19. Esto no es una prueba, ni una sorpresa.

Posteriormente, lo recomendé a un centenar de personas afectadas, además de las otras soluciones que se explican a continuación.

Sin embargo, al igual que los medicamentos, las plantas de la farmacopea china no pueden tomarse sin asesoramiento profesional. Yu Ping Feng San es un excelente ejemplo. Esta es la receta original:

– 60 g de raíz de astrágalus (黄芪), para fortalecer el Qi o energía vital;

– 60 g de raíz o rizoma de atractylode (白术), para fortalecer la energía Yang del bazo;

– 30 g de *Saposhnikoviae Radix* (防风), por su función protectora.

A fin de reducir el riesgo de posibles efectos secundarios, su consumo debe limitarse a un máximo de siete días y, según mis investigaciones y mi experiencia, las proporciones deben reducirse:

– 40 g de raíz de astrágalus;

– 40 g de rizoma de atractylodes;

– 20 g de *Saposhnikoviae Radix*.

Añado 20 g de poria (茯苓, Fu Ling)[8] y una barra de regaliz de entre 5 y 8 g (no exceda esta dosis en esta receta, a menos que un profesional le aconseje lo contrario), por sus múltiples y preciosas propiedades: fortalece el bazo y los riñones; es un desinfectante del tracto pulmonar, aliviando la tos y eliminando la mucosidad; es indispensable en la mayoría de las "pociones mágicas", porque permite obtener mejores resultados, especialmente en caso de virus, por lo tanto del Covid-19.

Esta composición es cautelosa comparada con la versión original, pero me parece más equilibrada en cuanto a la energía del Yin y el Yang, para que un mayor número de personas puedan usarla, especialmente para prevenir o tratar los síntomas del Covid-19, la gripe y otras inflamaciones pulmonares, el asma y las obstrucciones de las vías respiratorias. En el caso de los niños menores de 12 años, las dosis deben reducirse a la mitad.

En general, esta preparación debe tomarse por la mañana y por la noche durante siete días. Hervir los ingredientes en cinco tazones de agua, luego reducir al equivalente de un tazón a fuego lento. Ahora, puede beberlo.

No tire las plantas que quedan en el fondo de la cacerola: hierva de nuevo cinco tazones según el mismo principio para la poción de la noche. Al día siguiente, sin embargo, utilice ingredientes nuevos.

Precaución: Yu Ping Feng San sigue siendo una composición medicinal, que debe ser prescrita por profesionales de la medicina tradicional y no auto prescrita.
Y si la prevención no funciona, no dude en consultar a su médico inmediatamente.

---

8. Es un hongo que se ha utilizado durante mucho tiempo en la MTC, principalmente como fortificante, pero también para equilibrar.

¡Ningún tratamiento sacado de las redes sociales!

Nunca debe tomar medicamentos o seguir un tratamiento sin consultar a un médico. Lo mismo se aplica a la medicina tradicional china. Por ejemplo, el 5 de marzo, recibí un mensaje de una amiga que encontró una receta basada en la farmacopea china en un grupo WeChat, el conocido servicio de mensajería chino. El resultado es que, desde hacía ocho días, toda la familia sufría de diarrea, incluida su hija de seis meses, a la que estaba amamantando.

Le pregunté por qué se arriesgó a usar una receta sin antes buscar el consejo de un profesional médico. No es sorprendente que confirme que el miedo la guió, y como sólo era de hierbas, no podía hacerles daño. ¡Por supuesto que sí! Es imperativo no consumir cualquier planta en cualquier momento por cualquier síntoma, y tampoco combinarlas sin un conocimiento profundo de las posibles combinaciones, porque algunas plantas tomadas al mismo tiempo pueden producir efectos tóxicos que no tienen cuando se consumen por separado.

Además, dada su condición, mi amiga le preguntó a la persona que había publicado la receta si su diarrea era normal. Se le dijo que sí, que eso incluso demostraba que el cuerpo se estaba desintoxicando. De nuevo, no funciona así, y esa es una afirmación muy seria. De hecho, no puedo imaginar en qué estado estaban sus cuerpos y sistemas inmunológicos después de ocho días de diarrea... Es obvio que si uno de sus parientes hubiera empezado a mostrar los síntomas del Covid-19, habría sido casi imposible escapar de ella, e incluso resistir un simple resfriado, y mucho menos una gripe.

Por lo tanto, le recomendé:

– para detener la diarrea: inmediatamente un gran tazón de infusión de jengibre rallado y azúcar moreno integral, todas las mañanas durante tres días – excepto para el bebé, que se beneficiaría de los beneficios de la leche materna;

– para fortalecer la energía de los pulmones: una infusión de ajenjo dulce, para tomar por la mañana y por la noche durante los próximos tres días, después de que la diarrea hubiera desaparecido;

– para fortalecer el sistema inmunológico, desde el primer día y durante una semana: una moxa en el vientre una vez al día para todos, incluido el bebé, que comenzaba a perder el apetito.

Mi amiga me llamó al final de la semana para decirme que estaban curados y para agradecerme.

Aunque la medicina tradicional china ha desempeñado un papel importante en la derrota de este coronavirus en China, daba miedo leer diariamente en las redes sociales sobre nuevas recetas supuestamente milagrosas que se comercializan, a precios a menudo exorbitantes, por vendedores sin escrúpulos que se hacen pasar por médicos de la medicina tradicional china. El miedo no debe guiarnos, porque el "remedio" puede ser peor que el mal. Así que sea cuidadoso y atento, es su salud y la de sus seres queridos lo que está en juego.

Compartir información

En respuesta a estos actos peligrosos, incluso criminales, estoy empezando a difundir en las redes sociales de Francia y China información sobre lo que es el Covid-19 desde el punto de vista de la medicina tradicional china, con los medios de prevención y cuidado, recomendaciones para la vida diaria, en particular en lo que respecta a la dieta y al ejercicio físico, qué hacer si aparecen los primeros síntomas, el papel de las vitaminas, etc. Cada día, doy casi tres horas de conferencias en vivo, con hasta 2.000 participantes, respondiendo a sus muchas preguntas. Como resultado, la mayoría, si no todos, dejan de comprar a ciegas en Internet. Además, me llaman para sesiones de atención privada y a distancia, muchas de las cuales no pueden ser atendidas por centros de salud, generalmente porque su condición no se considera suficientemente grave.

Mi período de confinamiento se sobrecarga de repente: atención (voluntaria) durante el día, conferencias e intercambios por la noche. Rápidamente excedo el número de cien pacientes a atender. No pretendo que sea una base amplia para el análisis, pero es necesario tomar medidas, a veces ante situaciones de angustia médica. Los resultados me permiten confirmar mis diagnósticos y validar los cuidados que se van a proporcionar, similares a los que ya utilizo, especialmente en los casos de infección pulmonar. La información se está difundiendo, incluso me entrevistan los medios de comunicación chinos sobre dos temas:

– la medicina tradicional china frente a la epidemia;

– su lugar en la medicina occidental.

En directo con médicos de Wuhan

El 20 de abril participé en una conferencia en línea con médicos chinos, varios de los cuales pertenecen al grupo Tang Po Xue[9], que están al frente de las intervenciones médicas en Wuhan. El fundador y líder de este grupo de voluntarios, el Dr. Wu, director del Departamento de Enfermedades Pulmonares del Hospital de

---

9. El nombre Tang Po Xue proviene de un proverbio de la acupuntura: "Tratar una enfermedad de manera efectiva y rápida es como derretir la nieve con agua caliente."

Medicina China de Xianning[10], provincia de Hubei, la región más afectada por el Covid-19, representa, como yo, la cuarta generación de una línea de médicos tradicionales. Su equipo, establecido hace tres años, está formado por unos doscientos médicos tradicionales conocidos en China por sus métodos especiales de acupuntura y su conocimiento de la MTC.

Tan pronto como llegó la epidemia, se ofrecieron como voluntarios para unirse a los equipos médicos movilizados en Wuhan y otras ciudades de la provincia. Trataron a casi quinientos pacientes, incluyendo unos cuarenta casos graves o críticos. Todos los que siguieron las prescripciones se recuperaron – hubo unos pocos casos, lamentablemente, que no pudieron acceder a la farmacopea prescrita o seguir el tratamiento recomendado. Los médicos del grupo Tang Po Xue también realizaron intervenciones a distancia en unos diez países más (Alemania, España, Francia, los Países Bajos, el Reino Unido, Chile, Turquía, Nepal, los Estados Unidos y Canadá), con resultados similares.

En general, en la medicina y en nuestra práctica en particular, el estado de la lengua es un indicador valioso (véase el Anexo 1). El pulso es otro, pero en períodos de confinamiento es posible enviar imágenes de la lengua, no del pulso. Como mis colegas descubrieron, para la mayoría de los pacientes (en China), que su lengua era amarilla o anormalmente roja y seca, la mayoría de ellos clasificaron la epidemia como 温病 (Wēn Bîng), es decir, como "enfermedad epidémica cálida" y en 湿温 (Shī Wen), "enfermedad húmeda y cálida". Como resultado, optaron por las técnicas de Ye Tianshi, el famoso médico chino del siglo XVIII (véase el *Capítulo II*), que consiste en tratar con plantas de naturaleza Yin.

Una de las explicaciones vendría del hecho de que la región de Wuhan tiene un clima húmedo, por lo que la cocina allí es extremadamente picante para eliminar el exceso de humedad

---

10. Ciudad-prefectura del sudeste de Hubei con más de 2,5 millones de habitantes.

producido en el cuerpo por las condiciones climáticas. De hecho, recuerdo mi último entrenamiento allí, cuando no pude comer sus platos, aunque le pedí al chef que no añadiera pimiento picante o salsa picante: sin embargo, seguía siendo demasiado picante para mí. Durante los siguientes días, sólo comí arroz blanco con un poco de salsa de soja, y frutas – por suerte su fruta no es picante...

Según los principios de la medicina tradicional china, a pesar de la humedad del clima, la comida picante genera, a largo plazo, una sobreabundancia de energía Yang, que aleja la energía Yin del cuerpo, creando una deficiencia de Yin y, por tanto, un desequilibrio. Sin embarcarse en un escenario ficticio, es legítimo preguntarse si la epidemia habría estallado tan virulentamente en una región con menos humedad y una dieta más equilibrada entre el Yin y el Yang.

En esta conferencia, pude compartir mis observaciones sobre los pacientes que no viven en Wuhan o su región con el grupo Tang Po Xue. En mi opinión, no podemos determinar si el Covid-19 es una enfermedad 温疫 (Wēn Yî, "enfermedad epidémica cálida ") o 寒疫 (Han Yî, "enfermedad epidémica fría "). De hecho, de los cien pacientes que traté, sus lenguas eran, contrariamente a lo que mis colegas de Wuhan encontraron, en su mayoría de color pálido, con una blanca capa gruesa, o incluso una capa amarilla clara encima de una capa blanca gruesa para algunos.

Por otro lado, como en Wuhan, tuve el caso de una mujer con una lengua con una capa gruesa amarilla, aunque vivía en Francia. Su estado era bastante grave: apenas podía respirar por la noche, había perdido el sentido del gusto y del olfato, tosía mucho, tenía una fiebre persistente e incluso rastros de sangre en la mucosidad. Además, estaba tan agotada que ni siquiera podía bajar las escaleras. Al no poder ser hospitalizada, me pidió ayuda.

Para suprimir la fiebre, utilicé una receta de mi abuela, Zhefei Dai, a base de ajo, jengibre y cebollino (véase más abajo) y, para los demás síntomas, le recomendé una solución similar a la del matrimonio de Wuhan, con una infusión compuesta por 50 g de artemisa + 50 g de *Houttuynia cordata* seca + Yu Ping Feng San según las proporciones indicadas en la caja, que debía tomar durante siete días por la mañana y por la noche.

Al final de la semana, le recomendé beber dos veces al día durante siete días una sopa de rábano blanco con miel, alternando día por medio con una infusión de cáscara de mandarina seca (llamada "Chenpi" – se especificará más abajo lo que es, como con cada receta e ingrediente) con palito de regaliz.

También le recomendé desde el principio:

– Comer dientes de león, en ensalada o salteados, manzana e higos secos (no era aún la temporada de los higos frescos);

– Practicar la moxibustión en los puntos Da Zhui, Fei Shu y Ding Chuan, mañana y noche durante siete días;

– Tomar baños de pies con 50 g de hojas de moxa y diez rebanadas de jengibre antes de dormir.

Ella siguió este programa al pie de la letra, con los siguientes resultados: desaparición de la fiebre a partir del segundo día; mejora progresiva de la tos y de la respiración que volvió a la normalidad al final de la primera semana, con el retorno del gusto y del olfato y la desaparición de la sensación de cansancio. Además, testificó ante los periodistas chinos sobre la eficacia de mis recomendaciones.

Al final de la conferencia con los médicos chinos, decidimos crear un grupo de intercambio, para seguir compartiendo nuestros métodos y resultados, lo que es habitual en nuestro campo.

Nota: Seguí casi a diario el progreso de las personas que me consultaron, especialmente los casos más preocupantes que no pudieron ser admitidos en el hospital. Así que les pedí que me enviaran fotos de su lengua todos los días. En el grave caso de la dama de arriba, comenzó a cambiar de color gradualmente y la capa se hizo cada vez más fina, hasta que desapareció. Así que cuando se curó, su lengua se había vuelto rosa de nuevo y no había más capa gruesa.

Cuatro ejemplos

Para encontrar soluciones sin demora, no deseo multiplicar la presentación de casos que he tenido que tratar, pero los cuatro ejemplos siguientes son significativos de los tipos de situaciones encontradas y ya nos permiten orientar nuestra reflexión sobre la prevención.

Cabe señalar que, sistemáticamente, a menos que se especifique lo contrario, la recomendación es para una semana, por lo que no se repite cada vez.

1) La familia L.[11]

En todos los países se ha observado que el Covid-19 puede tener un largo período de incubación de hasta catorce días, y ser extremadamente contagiosa: esto significa que cuando un miembro de una familia la contrae, es casi inevitable que todos lo tengan, aunque no necesariamente se desencadene, dependiendo del estado de salud y del sistema inmunológico de cada individuo.

Así, el 15 de abril me llamó la Sra. L., cuyo marido acaba de dar positivo por Covid-19 y fue llevado al hospital por el Samu. La Sra. L., su hijo de veinte años y su hija de dieciocho también mostraban

---

11. Aunque los pacientes citados en este libro me han dado permiso para ser nombrados y, en el caso de algunos de ellos, han concedido entrevistas en las que testifican sobre mis intervenciones y sus resultados, no divulgo sus nombres por respeto a la confidencialidad médica.

síntomas, pero a un nivel menos preocupante que el Sr. L. De los tres, la Sra. L. era sin embargo la más afectada: había perdido el sentido del olfato y del apetito, su lengua tenía una capa amarilla gruesa, tosía día y noche y sufría de dolor de garganta, fiebre y diarrea. Además, sufría de insomnio, lo que la debilitaba aún más y, por lo tanto, también su capacidad para resistir la enfermedad. Le aconsejé:

– la misma receta de infusión de arriba, basada en ajenjo, artemisa y Yu Ping Feng San durante una semana;

– luego, para eliminar la persistente mucosidad amarilla: tomar sopa de pera con azúcar de caña blanca, durante tres días;

– y después, cáscara de mandarina seca (Chenpi) y palitos de regaliz durante tres días también.

Ella también utilizó la técnica de Gua Sha dos veces por tres días (véase el *Capítulo IV*).

En cuanto a la comida, le recomendé el mijo, los dientes de león, en ensaladas o salteados, manzanas e higos secos.

Resultados: la fiebre bajó y la diarrea se detuvo al día siguiente, la tos mejoró y el dolor de garganta desapareció en tres días, la respiración y el sentido del olfato volvieron a la normalidad después de la primera semana. Su apetito volvió con el regreso de su marido, y logró dormir con la práctica de los baños de pies cada noche, que continúa desde que está curada.

En cuanto a los niños, les aconsejé beber Yu Ping Feng San por la mañana y por la noche durante tres días, luego la infusión de Chenpi + regaliz por la mañana, al mediodía y por la noche durante una semana, ya que ambos tenían una lengua con una capa blanca ligeramente gruesa. También practicaron dos sesiones de Guasha.

Como resultado, la tos y el dolor de garganta desaparecieron para siempre después de una semana, tras la cual ya no tienen ningún síntoma.

2) La Sra. A.

El 6 de mayo, una solista lírico en Francia me contactó y me describió su condición:

> Tuve los primeros síntomas de la Covid el 15 de marzo. El diagnóstico es 100 % seguro ya que me hice un escáner de pulmón que marca los estigmas del virus.
>
> Sin embargo, casi dos meses más tarde, sigo experimentando los primeros signos de dificultades respiratorias, que mi neumólogo trata como asma. Todavía no he recuperado mi sentido del gusto y del olfato.
>
> El problema es que mi trabajo requiere mis pulmones. La voz está ahí, pero son los pulmones los que están débiles.

Por lo tanto, no hay duda de la enfermedad, ya que esta paciente fue diagnosticada y tratada en el hospital. Sin embargo, las secuelas persisten, con importantes consecuencias profesionales, ya que ya no puede ejercer su profesión casi dos meses después del comienzo de la enfermedad.

Mi primera pregunta es qué antibiótico(s) tomó. De hecho, los antibióticos modifican el sistema inmunológico y, por repercusión, las recomendaciones de la medicina tradicional china.

> Primero azitromicina, luego Clamoxyl, después de una infección dental, y metronizadole cuando el diente se superinfectó.

Luego le pregunté en detalle sobre sus síntomas y las reacciones de su cuerpo y le pedí una foto de su lengua. Al recibirla, pude diagnosticar que la Sra. A. tenía baja energía en sus pulmones y riñones, lo que significa que todavía había humedad y moco que eliminar.

Luego le pregunté en detalle sobre sus síntomas y las reacciones de su cuerpo y le pedí una foto de su lengua. Al recibirla, pude diagnosticar que la Sra. A. tenía baja energía en sus pulmones y riñones, lo que significa que todavía había humedad y moco que eliminar.

Sus dificultades respiratorias hacían que no pudiera dormir. La prioridad, por supuesto, era estimular el sistema inmunológico, así que la forma más efectiva y natural de hacerlo era restaurar primero el sueño. Le recomendé un baño de pies con unas diez rodajas de jengibre durante veinte minutos antes de acostarse.

También le sugerí beber la siguiente infusión por la mañana y por la noche durante siete días: Ajenjo (20 g) + Artemisa (20 g) + Yu Ping Feng San + fibra de mandarina (20 g) + Hoja de morera (20 g); y aplicar moxibustión en los puntos Da Zhui, Fei Shu y Ding Chuan dos veces al día, por la mañana y por la noche.

El 7 de mayo, es decir, al día siguiente, me envió el siguiente mensaje:

> Dormí bien esta noche. ¡Un eficiente baño de pies con jengibre! No tomé ningún Xanax.

También le aconsejé, si podía permitírselo, que hiciera sopa de mijo y le añadiera azúcar moreno integral para darle energía. En los días siguientes, me confirmó los beneficios que sintió en cuanto a la respiración y al sueño. También me dijo que le contó mi tratamiento a una agencia de noticias que vino a entrevistarla.

Cuatro días después, el 11 de mayo, me hizo la siguiente pregunta:

> ¿Es normal que me disguste la dulzura del té de hierbas?

Yo le respondí:

¡Felicidades, has recuperado el gusto!

Al día siguiente, su sentido del olfato volvió:

Olí la sopa que cocinaba esta mañana... un olor terrible y un milagro, ¡¡¡gracias!!!

En resumen, recuperó el gusto y el olfato siguiendo estas recetas durante cinco o seis días, mientras que se habían perdido durante dos meses desde el comienzo de la enfermedad. Si algunas personas prefieren pensar que esto es sólo un efecto placebo, demuestra que los humanos son poderosos. ¿Quién puede realmente dudarlo? Esto se ilustra con el tercer caso que se presenta a continuación.

Antes de presentarlo, aquí están las últimas recomendaciones para la Sra. A., que me envió dos fotos de su lengua el 13 de mayo. Demostraban que estaba curada. Sin embargo, para tonificar mejor la energía de sus pulmones, le recomendé que bebiera sin moderación durante dos semanas y en alternancia un día de cada tres las siguientes infusiones:

– menta (fresca) + miel;
– limoncillo;
– tomillo + verbena.

La tos causa una falta de energía Yin en los pulmones. Por lo tanto, es preferible comenzar con la infusión de menta + miel, porque la combinación es más bien Yin, lo que les permite rehidratarse inicialmente. Luego, el limoncillo es ligeramente Yang y por lo tanto es efectivo para re-energizar los pulmones y desinfectarlos a fondo. Finalmente, la infusión de tomillo + verbena en la tercera etapa, equilibrando el Yin y el Yang, reconstruye la energía de los otros órganos, impactada por la debilidad de los pulmones (volveremos a este punto).

Como también noté una ligera forma de estrés, incluso ansiedad, le aconsejé que cuidara su hígado, particularmente siguiendo estas recomendaciones:

– Comer alcachofas, rúcula, dientes de león, hígado de ternera...

– Beber infusiones de pétalos de rosa secos (siete capullos en una taza) + uno o dos palos de regaliz seco + una o dos rebanadas de espino seco. Además, se considera que esta infusión tiene efectos rejuvenecedores, embellecedores y adelgazantes, es decir, si la receta es valiosa.

Y, en la medida de lo posible, continuar los baños de pies y la moxibustión en los puntos Da Zhui, Fei Shu y Ding Chuan dos veces al día, por la mañana y por la noche.

El 26 de mayo, la Sra. A. me envió los resultados de la tomografía del pecho:

Indicación

Control de una infección de Covid-19 en marzo (raras opacidades de vidrio esmerilado, con aspecto nodular, que afectan a menos del 10 % del volumen pulmonar).

(...)

Conclusión

Normalización tomodensiométrica. No hay anormalidades.

Por lo tanto, está definitivamente curada y me envía un informe de análisis final, que concluye: "Presencia de anticuerpos anti-Sars-CoV2 (Covid-19)". Por lo tanto, no hay duda de la enfermedad que la afectó y, además, de que generó anticuerpos.

3) La familia E.

La historia de esta familia china, que me fue presentada por un amigo, me conmueve particularmente. Desde hacía una semana, el padre tenía fiebre, alrededor de 38°, no paraba de toser y había perdido el apetito. Su esposa acababa de empezar a toser, pero también había perdido el apetito y ya no podía dormir. En cuanto a los dos niños, mostraban una ligera fiebre, sin ningún otro síntoma.

Llamaron al número de emergencia sanitaria, quienes consideraron su condición insuficientemente alarmante en un momento en que los hospitales estaban cada vez más saturados, y los remitieron a su médico. Éste les prescribe paracetamol.

Después de una semana, no había ninguna mejora y el miedo y la ansiedad se hacían más y más presentes.

Cuando se pusieron en contacto conmigo, les pedí que respondieran a mi cuestionario de unas 20 preguntas y, por supuesto, que me enviaran fotos de sus lenguas.

El caso del Sr. E. era el más grave. Estas fueron mis recomendaciones para él:

– la receta de té de hierbas de mi abuela (ajo + jengibre + cebollino) para quitar la fiebre;
– moxibustión en los puntos Da Zhui, Fei Shu y Ding Chuan dos veces al día, por la mañana y por la noche.

Luego, tan pronto como la fiebre desapareciera, es decir, dos días después, tomar una infusión de 20 g de artemisa china (艾叶) + Yu Ping Fen San + fibra de mandarina (30 g) + hoja de morera (30 g), durante siete días por la mañana y por la noche.

Para la Sra. E.:
– baños de pies con unas 10 rodajas de jengibre + unos 50 g de hojas de morera;
– Yu Pin Feng San;

– moxibustión en los puntos Da Zhui, Fei Shu y Ding Chuan, dos veces al día, por la mañana y por la noche, como para la mayoría de los otros pacientes.

En cuanto a los niños:
– la receta de mi abuela para quitar la fiebre;
– luego, las mismas infusiones que para la Sra. A., que debían tomar durante una semana, alternando cada tercer día: menta (fresca) con miel / limoncillo / tomillo + verbena.

La Sra. E. se tranquilizó con mi consejo, pero surgía un problema: viven a más de 300 km de París, lo que dificultaba la compra de las plantas necesarias. Por supuesto, era posible el envío por correo o por servicios expresos, pero el tiempo de entrega podía ser largo, por lo que no sabía cuándo podría la familia iniciar las recomendaciones.

Esa misma noche, alrededor de las 7:00 p. m., recibí una llamada de un hombre. Tenía unos setenta años, era el padre de la Sra. E., y quería verme con las plantas que consiguió encontrar en París durante el día, para que le confirmara que eran las que le indiqué.

La Sra. E. me dijo más tarde que su padre había estado dando carreras todo el día en París buscando los ingredientes, y que después de hacer el desvío para verme, fue inmediatamente en coche hasta la casa de ellos, a más de 300 km de distancia. Cuando llegó, puso sus compras frente a la puerta, sin poder besarlos ni siquiera entrar, para no arriesgarse a contaminarse, y se fue de nuevo. Al final, condujo casi 700 km durante la noche, antes de volver a casa por la mañana temprano.

La familia se curó una semana después.

También les aconsejé que tomaran el sol entre las 10 a.m. y las 12 p. m. y luego entre las 3 p. m. y las 5 p. m., especialmente el Señor. De hecho, el sol es energía natural Yang, ¡y es gratis! Se recomienda poner la espalda de cara al sol para capturar la energía Yang, en lugar de la barriga, que captura la energía Yin de la Luna. También hay que tener en cuenta que la duración y los tiempos de exposición al sol varían según las estaciones y los lugares. Por ejemplo, en Francia, se debe evitar elegir entre las 12:00 y las 2:00 p. m. en verano. Para China, es incluso diferente.

Cada vez que pienso en este padre y esta familia, las lágrimas me vienen a los ojos. Es increíble lo que el amor puede hacer.

4) La Sra. S.

Antes de convertirse en una enfermera liberal, trabajó en el Hospital Americano de París. La he seguido durante mucho tiempo, y me recomendó a su familia y amigos, que me consultan regularmente. Está muy atenta a mis consejos, sobre todo en lo que se refiere a la alimentación diaria, porque desde que los aplica, se siente en forma y ha recuperado su energía, así como una buena apariencia. Ya no tiene insomnio, migrañas, dolores menstruales o inflamaciones. Incluso ha perdido cinco kilos y ha vuelto a ser la dulce y sonriente mujer que sus parientes conocían.

Ella es la prueba de que la medicina tradicional china no es un milagro, sino una práctica diaria ofrecida a todos. Fue su evolución la que convenció a los que la rodeaban de venir a verme.

El 24 de marzo, comenzó a mostrar los ya conocidos síntomas de tos seca, dolor de garganta, pérdida del olfato y del gusto. Estaba preocupada, sobre todo porque su trabajo como cuidadora la exponía al riesgo del Covid-19. Una prueba confirma que es positiva. Llama al 15, le recomiendan que se quede en casa y que tome paracetamol.

Su situación no mejoró, al contrario, y su respiración se hizo cada vez más difícil, con un aumento de la ansiedad y el estrés. Por eso me llamó. Después de estudiar las fotos de su lengua y sus respuestas a mi cuestionario, le aconsejé:

– moxibustión dos veces al día en los puntos ya mencionados (Da Zhui, Fei Shu y Ding Chuan);

– un gran tazón de infusión de jengibre con azúcar moreno integral;

– por la noche: comer cabeza de rábano blanco crudo, y tomar un baño de pies con 50 g de hojas de ajenjo seco + 50 g de flor de cártamo seca + diez rebanadas de jengibre;

– durante el día: beber sopa con el resto del rábano blanco (hervido) y miel, así como una sopa espesa de mijo;

– y, específicamente para el dolor de garganta, incluir en el almuerzo dientes de león con raíces, alternando las preparaciones: en ensalada, mezclados con hojas de rúcula; en sopa, con tres cabezas de ajo y cilantro; en bebida, con 50 g de regaliz + 50 g de Chenpi;

– y, si era posible, calentar la espalda al sol todas las mañanas entre las 10 a. m. y las 12 del mediodía, y luego de 3 p. m. a 5 p. m., para absorber la energía Yang, como en el caso de la familia E.

Los síntomas desaparecieron rápidamente y una semana después, el gusto y el olfato volvieron.

Entonces, para continuar aumentando su energía, le recomendé que continuara la moxibustión en el ombligo en el punto Shen Que (神阙) y/o en la espalda, al otro lado del ombligo, en Ming Men (命门), y que bebiera sopa de champiñones blancos (20 g) + semillas de loto (20 g) + *Atractylodes macrocephala* Bai Zhu (20 g)[12] + *Poria Fuling* (20 g) + *Semem euryales Qianshi* (20 g), una vez al día durante tres días, a la hora de la merienda (aunque tiene un sabor dulce y se considera un postre, lo mejor es comer esta sopa fuera de las comidas, de lo contrario pierde su efectividad).

La Sra. S. rápidamente recuperó su plena forma física y su actividad como enfermera.

---

12. Planta medicinal china, así como los siguientes dos ingredientes.

Después del confinamiento

Cuando mi consultorio reabrió a principios de junio, cuatro personas vinieron a verme después de estar enfermas de Covid-19, dos de las cuales resultaron positivas y dos no fueron sometidas a pruebas pero mostraron síntomas de la epidemia. Aunque habían estado afectadas durante más de tres meses, ninguna de ellas había recuperado aún su estado de salud anterior. Estos casos son significativos porque son una prueba de que debemos permanecer vigilantes con respecto a la recuperación, pero que las soluciones de MTC siguen funcionando en el período pos-pandémico.

Caso 1: La Sra. C., de 42 años, dio positivo en febrero, con todos los síntomas que ahora conocemos bien: fiebre, dificultad para respirar, tos, diarrea, pérdida del gusto y del olfato. Tomó paracetamol por recomendación de su médico de cabecera y lo superó, pero todavía se sentía muy cansada, con migrañas y todavía tenía dificultades para respirar, especialmente al subir y bajar escaleras.

Empecé poniéndole las ventosas en Da Zhui, un punto Fei Shu y un punto Ding Chuan para ayudarla a deshacerse de la "negatividad" que quedaba en sus pulmones. Luego, en los dos puntos Shen Shu, porque una vez que el Covid-19 ha entrado en el cuerpo, contamina no sólo los pulmones sino también los riñones, que deben ser tratados: son considerados la raíz de los órganos.

Después de las ventosas: moxibustión en los mismos puntos para que la Sra. C. recuperara la energía, luego la acupuntura para favorecer la circulación.

Al final de la sesión, sintió que su energía regresaba y la respiración mejoraba.

Como su lengua tenía una ligera capa amarilla bastante gruesa en la parte inferior de la misma, que corresponde a la zona del riñón, le recomendé la siguiente infusión, que debía tomar durante siete días por la mañana y por la noche: 50 g de *Artemisia annua* /

ajenjo chino + 10 g de fibra de mandarina + 30 g de hoja de morera + 20 g de Chenpi + 10 g de regaliz + Yu Ping Feng San.

Casos 2 y 3 : La Sra. Y., de 58 años, y la Sra. S., de 65 años, tuvieron síntomas del Covid-19, pero no se les hizo la prueba y tomaron paracetamol. Dada la condición de su lengua durante la consulta, similar a la de la Sra. C., procedí de la misma manera, con los mismos resultados al final de la sesión.

Caso 4 : El Sr. R., 57 años, es cantante y me visitó por consejo de una amiga, a la que atendí a distancia. Dio positivo a principios de marzo, luego presentó los mismos síntomas que la Sra. C., y tomó paracetamol por consejo de su médico de cabecera.

Dio negativo en un nuevo test a finales de abril. Durante el mes de mayo, sin embargo, sintió que el virus se estaba despertando: le costaba volver a respirar, su energía se "descargaba", sus pulmones se "bloqueaban" cada vez más, perdió el apetito, volvió el insomnio... y ya no podía cantar. También había síntomas que no había visto en otros casos de coronavirus: dolor de rodilla y problemas de memoria. Su condición refuerza mis observaciones de que el Covid-19 no sólo afecta a los pulmones, y que tenemos que observar los otros órganos.

A través de su pulso, pude ver, de hecho, la debilidad de su energía en el corazón, el hígado, los pulmones y los riñones, con retención de agua en el bazo. Por lo tanto, empezamos con las ventosas en Da Zhui, un punto Fei Shu, un punto Ding Chuan y los dos puntos Shen Shu. Los tratamientos fueron similares a los de la Sra. C.: después de las ventosas, la moxibustión en los mismos puntos para elevar y tonificar la energía, con la adición de Pi Shu, Gan Shu y Ming Men, seguido de la acupuntura para promover la circulación.

Después de la sesión, estaba encantado de que su dolor de rodilla hubiera desaparecido y su respiración estaba mejorando. Esto es lo que él me describe que sintió durante la parte de la acupuntura:

Una energía cálida fluyó de nuevo por mi cuerpo, la sensación de frío se había ido, especialmente en mis manos y pies.

Su lengua tenía una capa blanca cubierta con una capa amarilla clara, por lo que le recomendé la siguiente infusión que debía tomarse durante siete días por la mañana y por la noche: 30 g de *Artemisia annua* / ajenjo dulce (青蒿) + 30 g de artemisa china (艾叶) + 10 g de fibra de mandarina + 30 g de hoja de morera + 20 g de Chenpi + 10 g de regaliz + Yu Ping Feng San.

También le recomendé un baño de pies con una decena de rodajas de jengibre cada noche para ahuyentar el insomnio y estimular la energía en los riñones. De hecho, calentar los pies hace que la energía de los riñones circule y promueve la circulación por la parte inferior del cuerpo, lo que nos ayuda a relajarnos. En la medicina tradicional china, los pies se consideran la raíz del cuerpo, y los riñones la raíz de los órganos.

Dos sistemas complementarios

En China, la medicina tradicional y la medicina occidental, con el uso de drogas químicas, se consideran complementarias, y ambos sistemas pueden coexistir en el mismo hospital, siendo la prioridad la salud del paciente y por lo tanto la elección de la mejor solución para él.[13]

Teniendo conocimiento de las medicinas chinas y habiendo tenido mis primeras experiencias con el Covid-19, el 12 de marzo hice una solicitud de donaciones de medicinas chinas al Sr. Li, representante en Francia de la fundación de interés público Centro de Educación Internacional (全景公益基金会).

Con su apoyo, la fundación que él representa y la Administración Nacional de Medicina Tradicional China (中国中医药管理局) acordaron suministrarnos gratuitamente medicamentos farmacéuticos patentados chinos, pero fue imposible recibirlos, debido al requisito de licencias de importación y a la norma CE.

Finalmente, nos enviaron unos 200 kg de plantas medicinales, que se distribuyeron tan pronto como se recibieron, es decir, a partir del 8 de abril (la epidemia ralentiza enormemente la logística y la llegada de las plantas).

Mientras tanto, un gran número de pacientes han podido obtenerlos en tiendas especializadas o se las envían sus familiares en China.

---

13. "En todo el país, más del 92 % de los pacientes chinos del Covid-19 han sido tratados con MTC sola o en combinación con terapias occidentales.", *Wikipedia's Culture of Editorial Chaos and Malice*, Richard Gale y Dr Gary Null, Global Research, 19 de junio de 2020.

Capítulo II

Fuentes e investigación

Práctica múltiple

Con los ejemplos del capítulo anterior, quienes no están familiarizados con la medicina tradicional china han notado que ésta utiliza diferentes técnicas, que podemos resumir de manera no exhaustiva: la farmacopea y la fitoterapia, la dietética, la acupuntura, la moxibustión, los ejercicios energéticos y los masajes, la aplicación de ventosas, el Gua Sha... Volveremos más adelante con más detalle sobre algunas de estas técnicas, al menos las que han demostrado ser eficaces para superar el Covid-19.

Los primeros cimientos

Cualquiera puede ser afectado por este virus, pero la medicina tradicional china considera que las personas con un equilibrio de energía Yin y Yang resistirán mejor, o incluso se verán poco o nada afectadas, porque su sistema inmunológico estará a la altura de la tarea de defenderlos de tales ataques.

En segundo lugar, la MTC trata cada situación de forma individual y no ofrece una respuesta generalizada como una droga universal. En China, por ejemplo, el tratamiento dependerá de la provincia o región, es decir, de su cocina, condiciones climáticas, etc. En consecuencia, no doy las mismas recomendaciones a mis pacientes, en función del lugar donde vivan: Francia, Italia, Marruecos o China, por un lado, y de los síntomas que presenten, por otro, aunque el diagnóstico indique la misma enfermedad. Por supuesto, hay una base común y aspectos comunes, como hemos visto en los ejemplos mencionados anteriormente, pero siempre se evalúan y se tratan caso por caso. Si hubiera estado atendiendo a pacientes en el África subsahariana o en Europa septentrional, las recomendaciones probablemente habrían sido incluso diferentes. Esto se expresa en el libro del mítico Emperador Amarillo, el *Huangdi Nei Jing* (黄帝内经)[14], donde está escrito:

中医是因地制宜，因时制宜，因人制宜的，

lo que significa:

La medicina china se adapta a las condiciones locales, se adapta al momento y se adapta a la gente.

Por consiguiente, la primera recomendación de la medicina tradicional china ante la epidemia de coronavirus es fortalecer nuestro sistema inmunológico, es decir, "la capa protectora/ defensiva" (卫气, Wei Qì). Esto consiste, en primer lugar, en equilibrar nuestras energías Yin y Yang, para permitirnos estar sanos: la prevención es la clave. Las soluciones vienen después, cuando la enfermedad ataca.

Sin embargo, en el caso del Covid-19, no dude en llamar inmediatamente al número de emergencia sanitaria o a los servicios que le podrán aportar la ayuda necesaria. Si después, aunque sea necesario, el hospital no puede acogerle, tenga en cuenta estos puntos: quédese en casa en un lugar tranquilo, beba agua tibia, es decir, agua llevada a ebullición y déjela enfriar a unos 40 o 50°C, ya que nos permite respirar mejor que el agua fría, que hace que los

---

14. Le *Huangdi Nei Jing* (黄帝内经) o *Clásico Interno del Emperador Amarillo* es la obra más antigua de la medicina tradicional china. Huangdi, también conocido en Occidente como el Emperador Amarillo, fue un mítico gobernante civilizador considerado como el padre de China. Habría reinado en el tercer milenio antes de Cristo.

bloqueos se estanquen. También siga una dieta ligera, con menos grasa y azúcar, que tendrá un efecto sobre síntomas como el Covid-19, los resfriados, la gripe, la fiebre – por ejemplo, si un niño tose, es mejor evitar darle papas fritas. No tome ningún "consejo", incluso antibióticos, que pueda haber encontrado en las redes sociales sin antes buscar el consejo de un médico – su salud está en juego, como ya hemos explicado.

Antes de presentar varias soluciones naturales, especialmente en términos de nutrición, para ayudarnos a aumentar nuestra energía y fortalecer nuestro sistema inmunológico, vamos a introducir de manera sintética las principales fuentes de la medicina tradicional china y aquellas en las que confío, especialmente cuando han sido desarrolladas por mis médicos de cabecera – de hecho he citado varias veces las recetas de mi abuela.

Antiguos maestros

En primer lugar, retomo el conocimiento desarrollado por Zhang Zhongjing (张仲景), un famoso maestro de la medicina tradicional china. No se conocen con certeza las fechas de su nacimiento y muerte, pero se estima que vivió entre 150 y 219, es decir, al final de la dinastía Han, que gobernó China desde el 206 a.C. hasta el 220 d.C.

Su libro esencial, el *Shanghan Zabing Lun* (伤寒杂病论), que puede ser traducido como Tratado sobre Patologías frías y otras enfermedades, se perdió durante las guerras del período de los Tres Reinos (220-280), pero fue reconstruido más tarde en dos libros por diferentes médicos:

– el *Shang Han Lun* (伤寒论) o *Sobre lesiones frías*, un libro centrado en cómo tratar enfermedades infecciosas epidémicas que causaron fiebres generalizadas en su época, y

– el *Jingui Yaolue* (金匮要略) o *Prescripciones esenciales del cofre dorado*, una colección de varias experiencias clínicas sobre enfermedades internas.

Actualizado regularmente hasta la era moderna, se ha convertido en un clásico de la medicina tradicional china y sigue siendo una de las obras más influyentes en el campo de la salud.

Desde las dinastías Yuan (1279-1368) y Ming (1368-1644), Zhang Zhongjing fue incluso considerado un "santo médico". Además del principio de diferenciación y tratamiento del síndrome que estableció, que es la base y el alma de la práctica clínica de la MTC, desarrolló numerosas formas de dosificación y prescripciones que han demostrado su eficacia durante dos milenios.

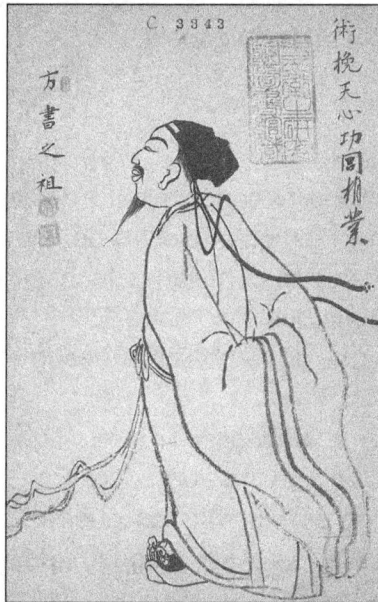

Zhang Zhongjing
Fuente: Wellcome Images / Wikimedia Commons

Luego, trabajé a partir de la obra de Ye Tianshi (葉天士), nacido en una familia de médicos (1667-1747). Su abuelo Ye Shi y su padre Ye Zhaocai eran particularmente competentes en el campo de la pediatría. Ye Tianshi comenzó a aprender medicina a la edad de doce años. Un ministro contemporáneo, que escribió una biografía de su vida, dijo que todo el mundo conocía sus obras, "incluso el vendedor ambulante". Es conocido no sólo por sus habilidades médicas, sino también por su dominio de las técnicas de Fengshui.

Su trabajo sigue siendo relevante hoy en día, incluyendo el coronavirus, ya que Ye Tianshi es considerado la mejor fuente para el tratamiento de enfermedades epidémicas, así como la malaria y las erupciones cutáneas. De hecho, fue el primero en China en descubrir la escarlatina.

Su libro *Wenre Lun* (温热论) o *Discusión de Enfermedades Tibias*, fue publicado en 1746, poco antes de su muerte..

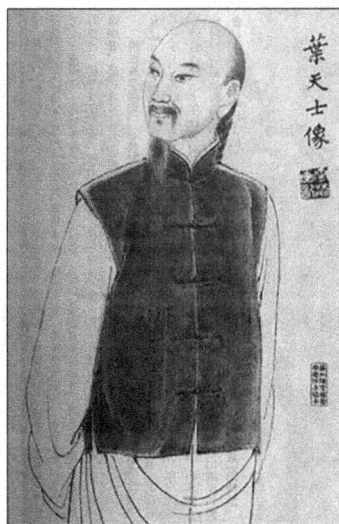

Ye Tianshi
Fuente: Wikimedia Commons

Fuentes familiares

Mencioné a mi abuelo, que era un gran médico tradicional chino, pero también a mi abuela, cuyas recetas uso mucho. Ella se formó en medicina occidental con especialización en dermatología y en medicina tradicional china. Su padre también era un médico occidental y tradicional chino, que estudió medicina en Francia. Cuando regresó a China, ejerció su profesión y, además, fue nombrado prefecto de su provincia.

Mis pacientes se benefician de sus investigaciones, que yo también continúo, porque la naturaleza, los seres vivos... están en constante evolución. Empecé a estudiar la cuestión del Covid-19 desde enero, porque parecía evidente que la epidemia se iba a extender por todo el mundo (incluso envié una carta de advertencia al Ministerio de Sanidad francés el 10 de febrero, con propuestas de soluciones a aplicar, en particular en el aeropuerto Charles-de-Gaulle).

El primer punto de mi investigación se centró en el análisis de los síntomas, a través de los archivos comunicados por los médicos en China. También intercambié con los alumnos de mi padre, también médico, y especialmente con uno de ellos que ayudaba a los equipos de cuidadores en cuestiones de prevención. Él compartió sus experiencias, las plantas que usaron, los avances, los fracasos... También participé con ellos en los análisis. Luego, tomé todas las plantas y recetas que habían demostrado su eficacia, y las seleccioné y adapté según el entorno de Francia y los países en los que suelo intervenir.

Así, cuando la pareja que volvió de Wuhan vino a consultarme a finales de enero, ya conocía las soluciones a implementar. Su rápida recuperación me dio aún más confianza, que luego se vio reforzada por los otros casos que tuve que tratar. Compartí mis resultados y recetas para que el mayor número posible de personas se beneficiara de las ventajas de la medicina tradicional china.

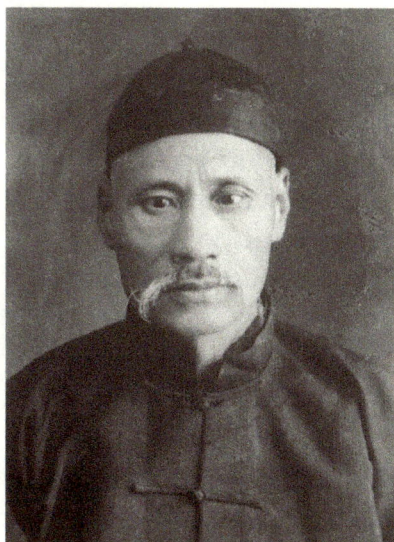

Mi bisabuelo, Zhiping Dai, también médico tradicional y alcalde de la región (乡长).

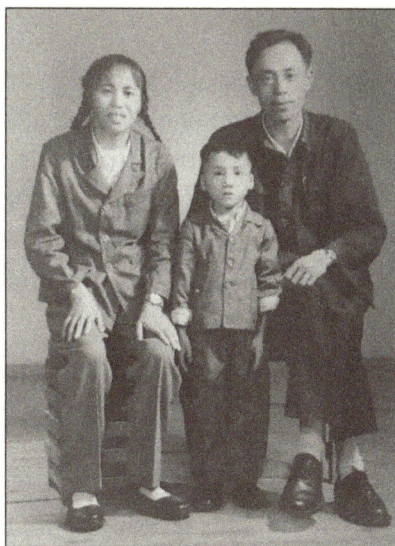

Mi abuela, Zhefei Dai y mi abuelo, Baochi Cai, con mi padre.

Los ocho principios de diagnóstico (八纲辨证, Bā gāng biànzhèng)

Estamos hablando DEL Covid-19, pero para nosotros, como médicos tradicionales chinos, cada caso es diferente. Por ejemplo, en una familia víctima de la pandemia, incluso cuando la fuente del virus es la misma, es probable que los síntomas difieran según la edad, el sexo, la energía corporal, etc... Por consiguiente, la medicina tradicional china adaptará las opciones de tratamiento a cada persona.

Con este fin, nuestros antepasados desarrollaron un sistema llamado "Los Ocho principios de diagnóstico", basado en los ocho orígenes de los síntomas que identificaron como sigue:

– 阴: yin;

– 阳: yang;

– 表, biǎo: superficial (yang), (localización, más bien rápido, agudo);
– 里, lǐ: interno (yin), (localización, más bien lento, crónico);
– 热, rè: calor (yang), (naturaleza, bastante rápido, agudo);
– 寒, hán : froid (yin), (naturaleza, más bien lenta, crónico);
– 实, shí: excès (yang), (naturaleza, bastante rápido, agudo);
– 虚, xū: déficience (yin), (naturaleza, más bien lenta, crónico).

La misma enfermedad puede corresponder a varios de estos síntomas de origen. Hay cuatro pasos importantes para determinarlos: inspección, escucha, investigación y toma del pulso. En un período de confinamiento, la toma del pulso y la inspección son imposibles, por lo que la escucha y la investigación, incluyendo el análisis de la lengua, siguen siendo necesarias. Aquí está el cuestionario que desarrollé específicamente para el Covid-19, teniendo en cuenta estas circunstancias excepcionales de distanciamiento:

En este momento de la epidemia del Covid-19, según las informaciones de los centros de salud de Francia, si se sufre de uno de estos tres síntomas principales, es posible que se esté infectado:
1. 失去嗅觉 / Pérdida de los sentidos del olfato y del gusto;
2. 高烧不退 / 2. Fiebre alta y persistente;
3. 腹泻 / 3. Diarrea.

Si este es el caso, por favor responda a las siguientes preguntas:

1. Exprese los síntomas de su enfermedad con el mayor detalle posible.
2. ¿Ha estado tosiendo?
3. Si es así, ¿con mocos?

4. Si es así, ¿de qué color es el moco: blanco o amarillo?

5. Color y apariencia de su mejilla (en la mayoría de los casos, las mejillas blancas indican la enfermedad del Yin, mientras que las mejillas rojas indican la enfermedad del Yang).

6. Color de sus labios: pálido, rojo brillante, rojo oscuro, seco...

7. Frecuencia y detalles de la orina y las heces?

8. Detalles para las tres comidas de sus hábitos alimenticios diarios?

9. ¿Cuál es su estado de sueño?

10. ¿Están sus manos y pies fríos o calientes?

11. ¿Suda? ¿En qué momento? ¿Qué parte(s) del cuerpo? ¿Intensidad?

12. ¿Está tomando antibióticos o medicamentos? Si es así, ¿cuáles?

13. Inhale profundamente por la boca y luego expulse por la nariz, dígame ¿qué siente después?

14. Envíeme dos fotos de su lengua tomadas por la mañana: una antes de cepillarse los dientes, la otra después (antes, muestra la energía del bazo y el estómago, y el estado de la digestión; después, muestra los síntomas).

Varias preguntas pueden parecer sorprendentes, pero, por ejemplo, si las manos o los pies están fríos, significa que la circulación de la sangre no llega a los extremos de los miembros, lo que indica una debilidad en la energía del cuerpo, y esto dirige el tratamiento a aplicar.

Correspondencias órganos-colores

Uno de los principios de la Medicina Tradicional China es hacer coincidir cinco órganos con cinco colores, según la tabla siguiente:

Órganos	Colores
Hígado	Verde
Corazón	Rojo
Bazo	Marrón
Pulmones	Blanco
Riñones	Negro

Una de las consecuencias es que si uno de estos órganos es débil, se deben preferir los alimentos que coincidan con su color; por ejemplo, sésamo negro para los riñones o manzanas rojas para el corazón. En cuanto a los pulmones, su color es blanco, así que las semillas de sésamo blancas nos ayudarán a encontrar energía para tonificarlos.[15]

---

15. Esto es ampliamente desarrollado en *La Santé par la médicine traditionnelle chinoise* (*La Salud según la medicina tradicional china*), Angelina Jingrui Cai.

Capítulo III

Los pulmones y los (corona)virus

Introducción

El Covid-19 no sólo afecta a los pulmones: todos los órganos se ven afectados en mayor o menor medida, por lo que se producen síntomas tan variados como el insomnio, la diarrea, la pérdida de apetito, la pérdida del gusto, etc. En consecuencia, nuestra filosofía es tratar el conjunto; por ejemplo, el corazón y los riñones para dormir bien y así energizar el sistema inmunológico; el bazo y el estómago para recuperar el apetito, lo que permite recuperar la energía a través de los alimentos y también los intestinos para detener la fuga de energía debido a la diarrea...

No obstante, los pulmones son el centro de una pandemia de este tipo, por lo que su tratamiento es esencial.

¡Los pulmones son vida!

Según las observaciones de la medicina tradicional china, los pulmones son un órgano Yin, y el intestino grueso es la contraparte Yang. De hecho, este es un concepto que no es fácil de transcribir en castellano, pero, globalmente, se considera que los órganos funcionan en pares Yin-Yang.

Por supuesto, todos son esenciales, pero los pulmones son esenciales por más de una razón:

– controlan todos los meridianos (volveremos a eso en el próximo capítulo);

– son los maestros del Qi, o energía vital, porque lo gobiernan, así como a la respiración.

Son órganos delicados, los más sensibles y frágiles entre todos los demás: necesitan protección y requieren más atención y cuidado. Al estar conectados con la garganta y abiertos por la nariz, son los primeros órganos en contaminarse en caso de un virus como el Covid-19.

Propiedades y relaciones con otros órganos
Algunos síntomas de la Covid-19, que no parecen estar relacionados con los pulmones, se originan sin embargo en ellos, dados los vínculos con otros órganos.

1) El corazón
Los pulmones son considerados como el "parasol del rey" porque protegen el órgano más cercano: el corazón. Le ayudan en su función circulatoria, proporcionándole Qi para asegurar la circulación de la sangre. En caso de debilidad, todo el funcionamiento de los órganos y del cuerpo se ve afectado.

Las consecuencias del Covid-19
Según la medicina tradicional china, es principalmente el corazón el que domina el sueño. Esto explica por qué la mayoría de las personas afectadas por el Covid-19 sufren de insomnio, aunque tengan poca ansiedad o molestias al toser. Esto se debe a que cuando la energía de los pulmones se debilita, ya no es capaz de ayudar a mover la energía del corazón a los riñones, por lo que ya no podemos relajarnos y alcanzar el estado que nos permite dormirnos. Además, el corazón sigue funcionando como un motor que gira en el vacío, con el riesgo de un ataque al corazón, entre otras cosas.

2) El bazo

Los pulmones también protegen el bazo. Transforman y ayudan a fortalecer la energía que produce, que es esencial para la circulación de la sangre. Por consiguiente, si la energía procedente de los pulmones se debilita, también lo hace la del bazo y la eficacia de sus funciones disminuye: ya no puede deshacerse del exceso de agua en el cuerpo, lo que provoca retención de agua, edemas..., ni puede estimular el apetito, acompañar el trabajo del estómago, etc.

Las consecuencias del Covid-19
Los vínculos entre los pulmones y el bazo explican naturalmente síntomas como la pérdida de apetito, la hinchazón del estómago, la diarrea... De hecho, es el bazo el que domina el apetito y maneja la digestión con su compañero, el estómago.

3) Los riñones

La función del riñón depende de la energía de los pulmones. Si están enfermos, una de las consecuencias renales es la mala asignación y evacuación del agua en el cuerpo, la amplificación de los problemas respiratorios, etc.

Las consecuencias del Covid-19
El sueño no sólo está dominado por el corazón, sino que los riñones también contribuyen a él: para dormir bien, la energía Yang del corazón debe descender a la energía Yin de los riñones.

Por eso, cuando tratamos el Covid-19, es imprescindible activar la energía de los riñones, para mejorar la circulación y el sueño, fundamentos para fortalecer el sistema inmunológico y vencer la enfermedad.

Principios y claves del Covid-19

Ejemplo de determinación de enfermedades
En la MTC es necesario identificar el origen de una enfermedad, porque aunque se trate de un resfriado, no se tratará de la misma manera según su origen Yin o Yang. A continuación se presentan cuatro ejemplos, que se aplican a los síntomas del resfriado, la gripe y el Covid19:

– Yin
风寒 (Fēng Hán) Viento frío, o 伤寒 (Shāng Hán) Fiebre tifoidea / Alcanzado por el frío (Resfriado).
Un indicio de uno de estos dos casos de Yin es la lengua de color blanco o blanco espeso.

– Yang
风热 (Fēng Rè) Viento caliente / Viento cálido, o 风燥 (Fēng Zào) Viento seco.
Un indicio de uno de estos dos casos de Yang es la lengua seca, de color rojo, amarillo o amarillo espeso.

Dado que el Covid-19 no se identifica como tal en la medicina tradicional china, aquí están las categorías con las que se relaciona en la clasificación de nuestros antepasados:
温病 (Wēn Bîng), Enfermedad cálida
湿温 (Shī Wen), Enfermedad húmeda y cálida
疫病 (Yî Bîng) / 疫疠 (Yî Lî), Enfermedad epidémica
温疫 (Wēn Yî), Enfermedad epidémica cálida
疟疾 (Nüè Ji), Malaria

痰饮 (Tán Yīn), Mucosidades

邪 (o 邪气) Xié (o Xié Qî), Energía negativa

伏邪气 (o 伏气) Fú Xié Qî (o Fú Qî), Energía negativa latente

虚 (Xu), Discapacidad (o Vacío).

Por lo tanto, aunque se trate de un solo virus, el Covid-19 puede tener una reacción de frío o de calor en el paciente, como la gripe o el resfriado, lo que cambia los síntomas y por lo tanto los tratamientos.

Un consejo de prevención

En una cacerola, hervir tres litros, o cinco partes de agua por una de vinagre, y añadir tres cucharadas de sal. Después de hervir, extenderlo por todas las habitaciones de su casa.

Este método ha sido utilizado en China durante siglos por los maestros del Fengshui para eliminar las ondas negativas. Eligen el vinagre de arroz negro, que se puede comprar en los supermercados asiáticos, ya que su efecto desinfectante y antimicrobiano es superior al de otros.

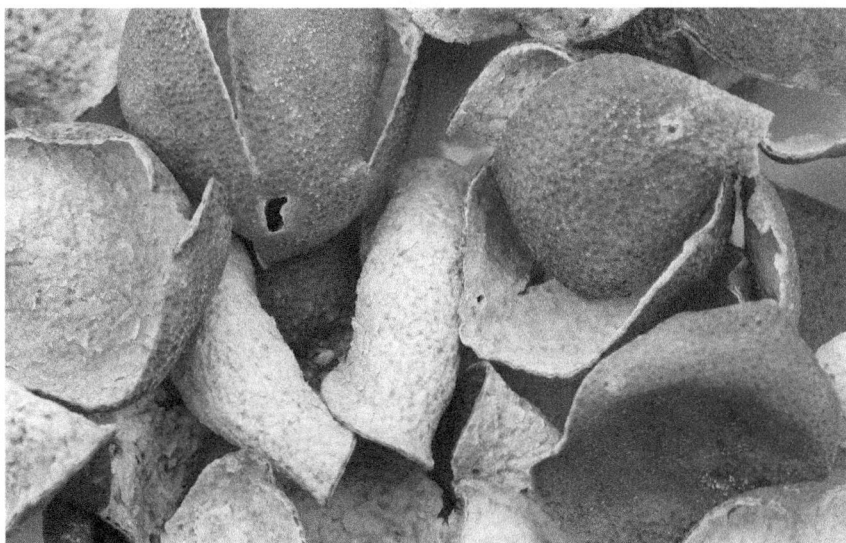

El Chenpi es la cáscara de mandarina seca, que ha sido sometida a un proceso de secado especial durante varios años.

Capítulo IV

Meridianos y puntos de acupuntura

Son un concepto clave en la medicina tradicional china. Los meridianos son "canales" invisibles a través de los cuales fluye la energía vital. Hay doce meridianos principales. Cualquier bloqueo en un momento dado conduce a perturbaciones que pueden causar enfermedades.

Un médico tradicional utilizará entonces, entre otros medios, puntos de acupuntura situados en todo el cuerpo, especialmente a lo largo de los meridianos. Se han identificado casi dos mil, pero se utilizan entre trescientos y cuatrocientos para tratar la mayoría de las situaciones. De hecho, una parte de mi investigación consiste en el descubrimiento de nuevos puntos de acupuntura, que podrían resultar indispensables para el tratamiento de nuevas enfermedades y para hacer frente a la evolución del medio ambiente en general y de los seres humanos en particular; de hecho, la energía en la que nos bañamos ya no es la misma que hace un siglo.

El concepto de meridianos y puntos de acupuntura es ajeno a la ciencia occidental, pero los utilizamos para varias técnicas, algunas de las cuales han demostrado ser valiosas contra el Covid-19.

1. La moxibustión

Sensación de calor

De acuerdo con la medicina tradicional china, este método tan antiguo es uno de los mejores, si no el mejor, para prevenir y tratar enfermedades. De hecho, la biblia de la MTC dice que se debe usar si no se puede curar con hierbas o acupuntura. Además, como muchas plantas pueden producir efectos secundarios, se recomienda aplicar la moxibustión después, para reparar los órganos afectados, así como después del uso de ventosas, para recargar la energía.

También es un acompañamiento principal de la acupuntura, cuya palabra china es 针灸 (Zhen Jiu), se compone de 针 (Zhen), que significa "acupuntura", y 灸 (Jiu) para "moxibustión".

Para obtener un resultado más eficaz en la acupuntura, la MTC recomienda, por lo tanto, que se acompañe de la moxibustión.

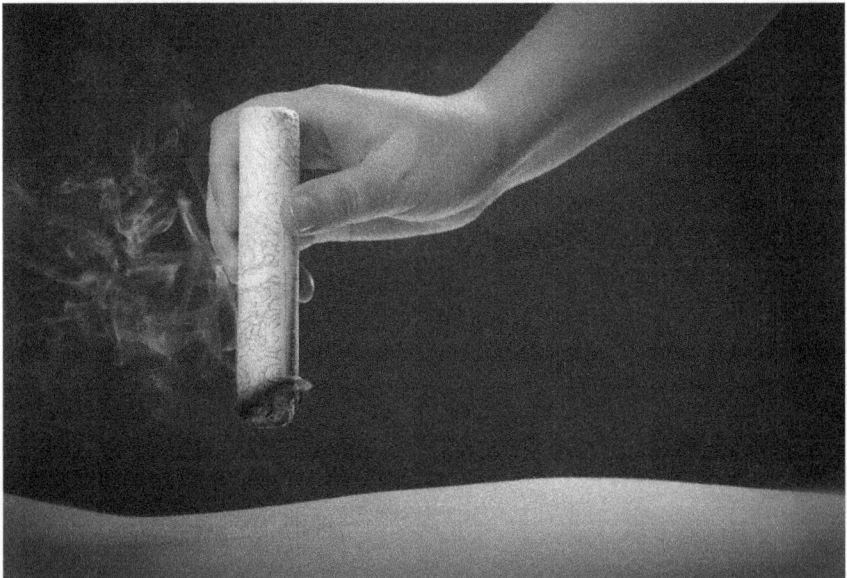

Práctica de artemisa

La moxibustión es una técnica bastante simple: consiste en calentar puntos del cuerpo con una moxa, es decir, un palo hecho de hojas de artemisa que se hace quemar. Se considera que los algodones de artemisa que producen la mayor cantidad de energía Yang, es decir, los más eficientes, provienen de la provincia china de Hubei, cuya capital es... Wuhan.

La fuerza de la energía Yang de la moxa puede penetrar en los meridianos e incluso en las vísceras.

Hay cajas de moxibustión que facilitan la práctica. En este caso se utiliza lo que se llama un "cubo": un cilindro de unos 3 cm de largo, mientras que el palo tiene unos 20 cm de largo (ver fotos). Si no tiene una caja específica, no se debe acercar el palo a más de 4 cm de la piel, que es el doble del diámetro de la moxa.

El tiempo de moxibustión de cada punto de acupuntura es de unos veinte minutos, es decir, el tiempo que tarda una (pequeña) moxa en quemarse (el palo puede utilizarse hasta cinco veces, ya que dura más).

En un período normal, es decir, con buena salud, basta con practicar la moxibustión durante tres días para fortalecer nuestra energía.

Cuando se practica por lo menos en dos puntos consecutivos, es necesario seguir el orden general recomendado por la medicina tradicional china: empezando por los puntos superiores a los inferiores, y de izquierda a derecha, porque siempre es necesario empezar por el lado Yang (arriba/izquierda) hasta el lado Yin (abajo/derecha), para seguir la dirección del flujo de energía. Lo contrario puede causar desorden y disfunción, incluyendo nerviosismo... Si ha adquirido un aparato de moxibustión con tres cajas, puede tratar tres puntos al mismo tiempo. De lo contrario, siga el orden indicado.

No hay necesidad de esperar o hacer una pausa entre dos puntos.

Beba agua tibia antes de la moxibustión para facilitar la liberación de los bloqueos en la circulación de la energía y aumentar su eficiencia, así como después para ayudar a evacuar los bloqueos (humedad, residuos, frío...).

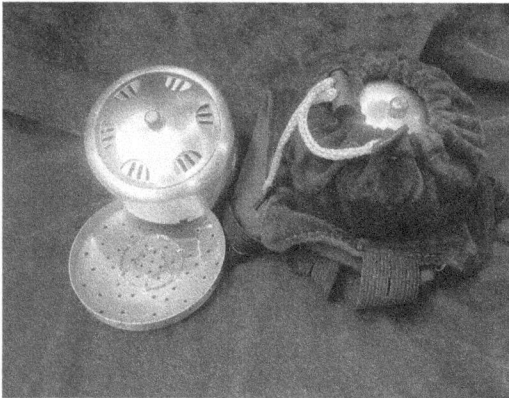

Caja de moxibustión...

...con una moxa que empieza a arder antes de que la caja se cierre.

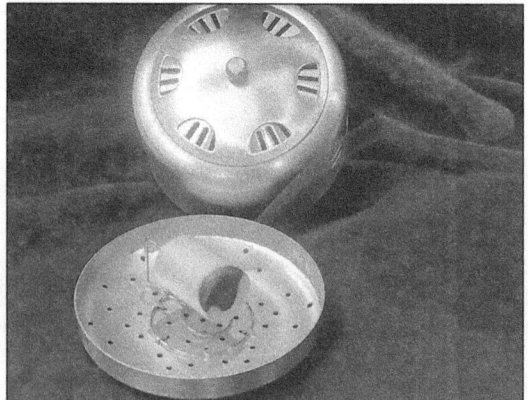

Contraindicaciones

Como la moxibustión genera un exceso de circulación de la sangre, no se recomienda:
- en las mujeres embarazadas;
- durante el período menstrual si la menstruación es intensa;
- para las personas que sufren de presión arterial alta.

No obstante, dados sus beneficios, puede ser útil solicitar el asesoramiento de un profesional de la medicina tradicional china.

Tampoco es aconsejable practicarla mientras se come, después de comer demasiado, cuando se tiene hambre o se bebe demasiado alcohol, porque entonces se interrumpe la circulación de la energía, lo que reduce su eficacia.

Propiedades

Entre sus principales efectos, la medicina tradicional china ha establecido que la moxibustión aumenta la vitalidad, ahuyenta el frío, deshumidifica el cuerpo, promueve la circulación sanguínea y, en general, mejora la resistencia del sistema inmunológico al equilibrar las energías Yin y Yang.

La moxa tiene efectos antibacterianos y antivirales, y también el uso del humo de sus hojas en circunstancias especiales puede inhibir la acción de ciertos virus, incluida la gripe.

En este período de Covid-19, se recomienda incluso quemarlo en casa o en el lugar de trabajo, como el incienso, para purificar el aire y reducir el riesgo de contaminación.

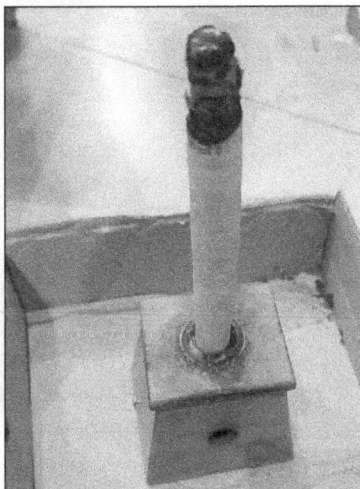

Palo de moxa quemándose
en una tienda

Tres puntos importantes

De los cientos de áreas donde se puede realizar la moxibustión, al menos tres son particularmente eficaces contra el Covid-19, y cualquier infección pulmonar en general. A diferencia de otras técnicas, como la acupuntura, no es necesario localizar el punto con extrema precisión, ya que el efecto es en la zona. Dicho esto, es mejor no estar muy lejos de los puntos.

Cabe señalar que no siempre es fácil localizar los puntos, especialmente cuando se empieza, pero viene con la práctica.

1) Da Zhui (大椎), DU14

Ubicación: es un punto de recolección de energía ubicado en la columna vertebral, en la parte inferior de la séptima vértebra cervical. Para encontrarlo, levante la cabeza en alto: se encuentra en el hueco del cuello, por encima de la línea del hombro.

Indicaciones: fiebre, tos, resfriado, bronquitis, enrojecimiento de la piel, hinchazón del vientre, sudores nocturnos, dolor de ojos, rigidez del cuello, asma, epilepsia...

Este es uno de los puntos más importantes para "liberar el exterior" y tratar "el calor del viento", que genera las enfermedades relacionadas con el frío y el calor.

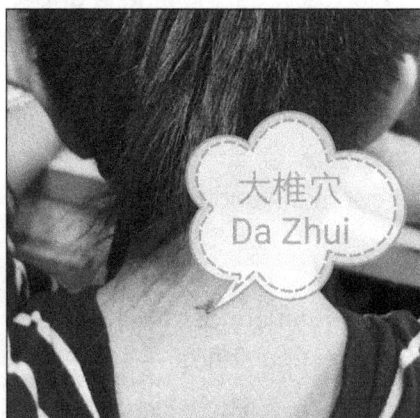

2) Fei Shu (肺俞), BL13

Aunque sean dos puntos, tienen el mismo nombre y la misma referencia internacional[16].

Ubicación: en la espalda. Desde la primera vértebra de la espalda (la más grande, en la parte inferior del cuello), baje hasta el fondo del hueco de la tercera, y luego muévase 1,5 cun a la izquierda y a la derecha de la columna.

Indicaciones: tos, asma, escupir sangre, sofocos, sudores nocturnos, congestión nasal.

Actuar sobre los puntos Fei Shu permite, en particular, reforzar la energía de los pulmones, equilibrando el Yin y el Yang, lo que es esencial en el período de coronavirus.

No es necesario practicar sistemáticamente en ambos puntos, uno solo puede ser suficiente, excepto en situaciones graves. Si es necesario hacer las dos cosas, empiece con la de la izquierda.

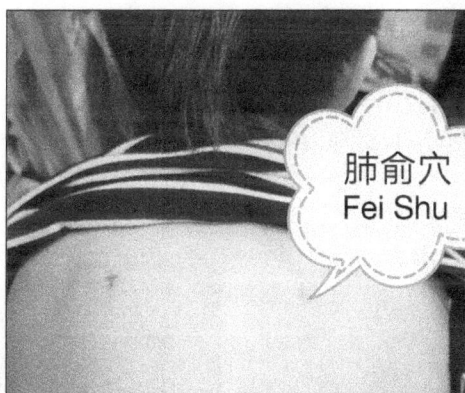

肺俞穴
Fei Shu

---

16. Los profesionales consideran que, en la práctica, se trata de un único punto, pero nosotros utilizamos esta noción de "dos" puntos en el libro para facilitar la comprensión. Es por ello que no hay ninguna referencia internacional para Fei Shu y Ding Chuan.

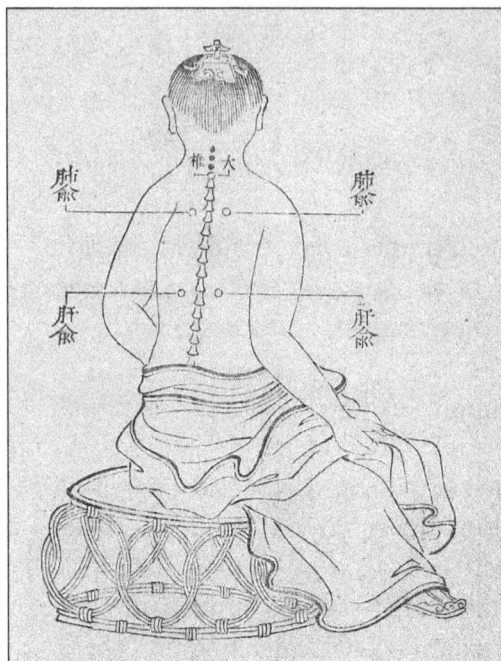

Imagen de un antiguo tratado médico de 1680 (dinastía Qing) mostrando los puntos Da Zhui, Fei Shu y Gan Shu (para el hígado).
Fuente: Wellcome Images / Wikimedia Commons

3) Ding Chuan (定喘), EX-B1

定喘 significa "detener el bloqueo respiratorio". Estos son dos puntos específicos que no están en los doce meridianos principales.

Ubicación: se encuentran en la espalda. Empezando por la primera vértebra de la espalda (la más grande), baje hasta el fondo de la depresión de la séptima y luego desvíese 0,5 cun a la izquierda y a la derecha de la columna.

Indicaciones: asma, tos, rigidez de cuello, hombro y dolor de espalda...

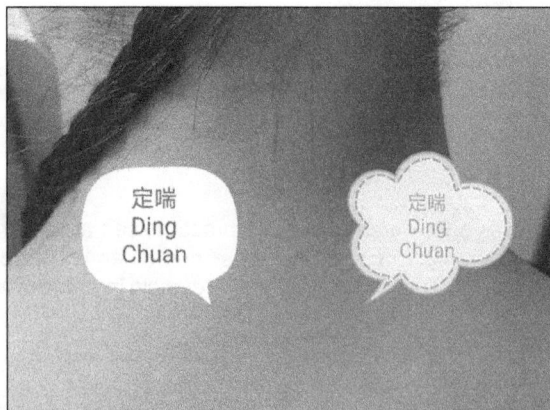

Una medida personal: el cun (寸)

En la medicina tradicional china se suele utilizar el "cun": una unidad de medida para localizar los puntos de acupuntura. Se basa en el principio de dividir el cuerpo en segmentos iguales, cuyo número es el mismo independientemente del tamaño de la persona. Así, un bebé y un adulto tendrán exactamente el mismo número de cuns en todas las partes del cuerpo: tendrán, por ejemplo, el mismo número de cuns en la pierna.

Por consiguiente, el cun no es un valor fijo universal, como puede ser el metro: cada persona tiene su propio cun, que depende de la anchura del pulgar y de los dedos, que son los verdaderos determinantes del cun de cada persona.

Así, podemos localizar aproximadamente el área donde se encuentran nuestros puntos de acupuntura, la posición exacta se siente por el tacto.

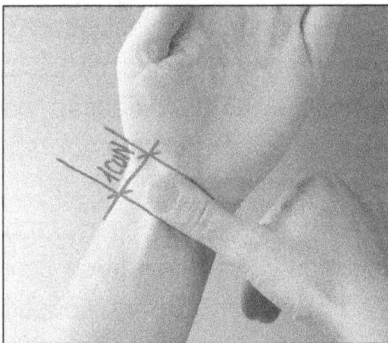

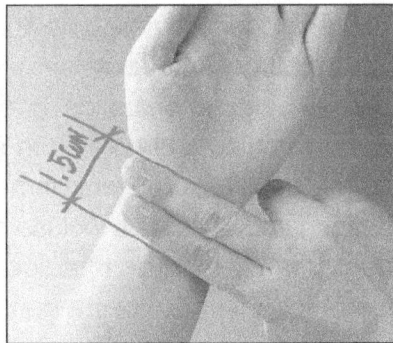

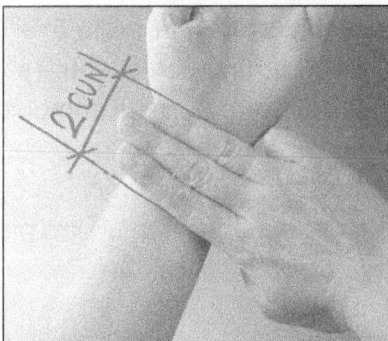

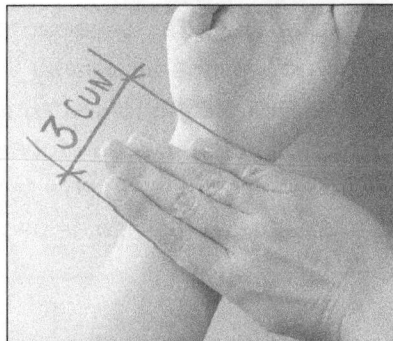

Instrucciones de uso

A menudo aconsejo la moxibustión en los puntos Da Zhui y luego Fei Shu, excepto en caso de dificultad para respirar, donde es más eficaz utilizar la combinación Da Zhui y luego Ding Chuan, siguiendo el orden recomendado por la medicina tradicional china, como se explicó anteriormente. Como recordatorio, se debe empezar con Da Zhui, luego Fei Shu a la izquierda, seguido de Fei Shu a la derecha, y no al revés.

La práctica de la moxibustión no presenta ningún peligro o efecto secundario – sin embargo, puede haber una forma de aprehensión, al menos la primera vez, por miedo a quemarse; es posible, pero en más de dos décadas de práctica, ninguno de mis pacientes se ha quemado nunca o me ha pedido que alivie una quemadura por moxibustión.

Recomiendo sesiones de moxibustión preferentemente por la mañana para los puntos situados en la parte superior del busto, que están relacionados con la energía Yang; de lo contrario, hacerlo por la noche produce el riesgo de energizarlo, generando así insomnio.

Sin embargo, especialmente en la mayoría de los casos del Covid-19, los síntomas de la tos (violenta) y la dificultad para respirar también interfieren con el sueño, al tiempo que agotan el cuerpo y debilitan el sistema inmunológico. Por lo tanto, no dude en practicarla por la tarde e incluso por la noche si es necesario, sobre todo porque la medicina tradicional china sabe defenderse desde hace mucho tiempo: basta con añadir un punto de moxibustión, que se encuentra en la parte inferior del pie y se llama Yong Quan (涌泉), que significa "devolver la energía Yang a la parte inferior del cuerpo". Ayuda a relajarse y a asegurar un buen sueño – este punto se encuentra en la parte inferior del cuerpo y debe completar la sesión, según el orden recomendado por la MTC. Como suele ser el caso, un punto puede ser suficiente, así que empiece con el pie izquierdo y en caso de necesitarlo, continúe con el otro pie.

Esto también funciona cuando uno no está enfermo, así que se advierte a los insomnes...

Resultados

De las cien personas que se me acercaron, les recomendé la moxibustión a casi todas ellas. Sin embargo, debido a la falta de moxa disponible durante el período de confinamiento, sólo alrededor del 40 % pudo aplicar el consejo. Según sus comentarios, los resultados fueron satisfactorios y no ha habido recaídas. De hecho, les he recomendado que continúen con la moxibustión después de la curación, para seguir fortaleciendo la energía interna y reparar los órganos afectados por el Covid-19, usando primero Da Zhui y luego Fei Shu.

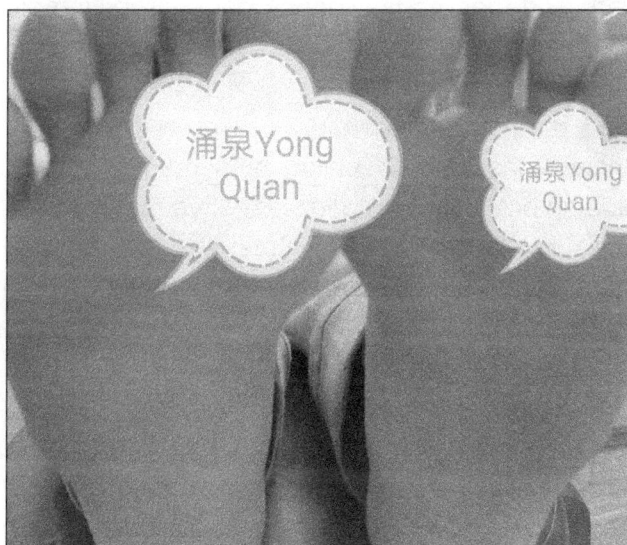

2. Las ventosas

Milenarias, pero aun así modernas
Es una técnica muy antigua, también conocida en Europa desde hace mucho tiempo, ya que Hipócrates la utilizó ya cuatrocientos años antes de J.-C. Resulta muy eficaz para tratar dolores musculares, articulares y reumáticos, y muchas patologías pulmonares, entre ellas el Covid-19, la gripe... De hecho, fue el primer tratamiento que practiqué con la pareja de Wuhan que vino a verme.

El principio radica en la mejora de la circulación sanguínea, que tiene el efecto de eliminar los bloqueos, aliviarlos y tratarlos.

Si usted tiene un dispositivo de ventosas, aplíquelo en los puntos Da Zhui y Fei Shu, exactamente como con la moxibustión. Como esta técnica está diseñada para "descargarnos", para ayudarnos a deshacernos de las negatividades del cuerpo, también puede debilitarnos. Por eso se recomienda la moxibustión al final de la sesión, para favorecer no sólo la circulación de la sangre, sino también para recuperar la energía.

A diferencia de las demás técnicas presentadas en este capítulo, es preferible no practicarla estando solos, ya que es difícil ponerse las ventosas en la espalda mientras se está tumbado sobre el estómago. También puede practicarse estando sentados o acostados de lado. Elija la posición que le resulte más cómoda.

¿De qué material?
Hay ventosas de vidrio, bambú y plástico. Para uso personal y no profesional, la versión de plástico es más adecuada, ya que las de vidrio o bambú necesitan ser calentadas primero, para vaciar el aire, y un pequeño gesto torpe puede causar quemaduras y lesiones.

Las ventosas de plástico con bomba permiten un uso práctico y rápido (ver foto). Pueden ser fijadas o usadas como herramientas de masaje con aceite esencial.

Además, gracias a la pistola de bombeo y a la manguera, este modelo facilita su colocación en la parte posterior para puntos de difícil acceso cuando se está solo, como el Da Zhui, el Fei Shu, el Ding Chuan... es decir, puntos contra el Covid-19, la gripe, los resfriados...

Instrucciones de uso
Coloque la ventosa en el punto de destino, levante el pistón superior del tanque seleccionado para asegurar la ventilación, luego tire con la pistola de bomba (unas diez veces), hasta que la piel se hinche, y déjela durante unos diez minutos (sólo levante el pistón al final del tratamiento). Aquellos que sufren de obstrucciones de las vías respiratorias encontrarán que el color de la piel en las ventosas a menudo se vuelve rojo, púrpura o negro. De forma sintética, cuanto más oscuro sea el color (púrpura o negro), más grave es la enfermedad.

Estos rastros suelen desaparecer rápidamente, pero pueden permanecer hasta unos pocos días, dependiendo de la persona y su estado de circulación de energía.

A veces aparece vapor de agua en las paredes de las ventosas, lo que significa que hay un exceso de humedad en el cuerpo.

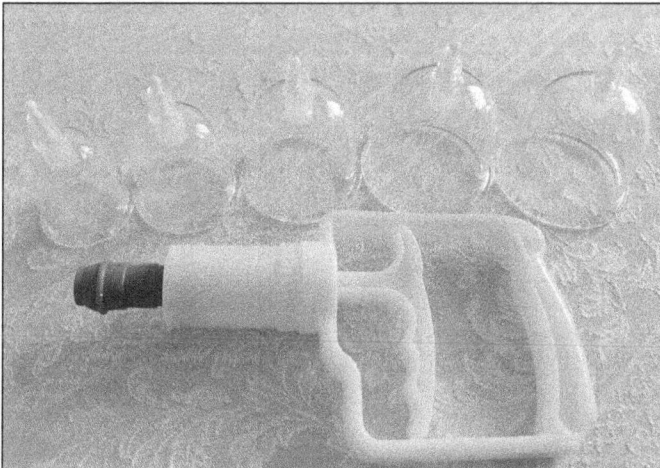

Recomendaciones

En situaciones normales, es decir, fuera de una epidemia de Covid-19 o de gripe, se recomienda utilizar las ventosas preferentemente en primavera y verano, pero no en otoño o invierno, ya que es el período de almacenamiento de energía y tienen el efecto de descargarla.

Desde el punto de vista higiénico, es esencial usar las ventosas propias y lavarlas y desinfectarlas con alcohol después de cada uso.

Resultados

Especialmente en este confinamiento cuando las tiendas estaban cerradas, pocas de las personas que se acercaron a mí tenían el equipo adecuado. Así que abogué por esta solución sólo unas pocas veces. Aquí está el ejemplo de la Sra. Z., que tiene cincuenta y cinco años. Me contactó el 11 de abril con los síntomas habituales del Covid-19: tos fuerte, dificultad para respirar, insomnio, fiebre, pérdida del olfato y del gusto... Llevaba dos semanas siguiendo la prescripción de su médico, sin ninguna mejora, lo que le preocupaba cada vez más.

Su lengua estaba blanca y gruesa, con una capa amarilla. Teniendo en cuenta los demás síntomas, mis recomendaciones fueron similares a las de varios casos presentados en las páginas anteriores: la receta de mi abuela para quitar la fiebre (ajo + jengibre + cebollino), baños de pies con unas diez rodajas de jengibre + 50 g de hojas de morera para el insomnio, infusión matutina y nocturna durante siete días de 50 g de Chenpi + 20 g de regaliz + Yu Ping Feng San + 50 g de Artemisia... Y como tenía ventosas, le recomendé que la aplicara dos veces por semana en los puntos ahora conocidos de Dazhui, Feishu y Ding Chuan, para ser completados después por una sesión de moxibustión.

Una semana después, estaba respirando normalmente de nuevo, la tos casi había desaparecido, había recuperado los sentidos del gusto y del olfato... Estaba completamente curada diez días después de mis recomendaciones, es decir, en tres sesiones con ventosas. Por supuesto, es imposible atribuir este éxito sólo a las ventosas, ya que ella siguió todo el programa, pero ha recomendado este sistema a su séquito en Francia y China. Me dijo que varios de sus amigos han encontrado que es eficaz para calmar la tos y volver a la respiración fluida.

Añadamos dos ejemplos para mostrar el uso de las ventosas con otros problemas de salud:

1) Los padres del Sr. L. habían estado tosiendo durante un mes sin solución. Les sugerí que usaran ventosas, información que él transmite a sus padres en China. Más tarde, me confirmó que dos sesiones fueron suficientes para curarlos.

2) El Sr. Y. vive en Val-de-Marne. Alérgico al polen, no puede respirar correctamente. Recuperó la respiración después de cuatro sesiones con ventosas, cada vez acompañadas de moxibustión. En efecto, como se ha indicado anteriormente, aunque la primavera y el verano son las estaciones adecuadas para utilizar las ventosas para deshacerse de los bloqueos, terminar con la moxibustión sigue siendo esencial, con el fin de aumentar nuestra energía.

3. Las agujas

En caso de dolor de garganta, tos, nerviosismo... podemos utilizar el método tradicional chino, con un alfiler o una aguja. Es más eficaz cuanto más pronto se usa, tan pronto como aparecen los síntomas.

Comience quemando la punta con un encendedor o un fósforo para desinfectarla. Entonces, es importante frotar bien la zona antes de pinchar para asegurar una mejor evacuación de la obstrucción. Esto también reduce la sensación de picadura.

A continuación, haga sangrar ligeramente el punto o puntos indicados hasta que el color de la sangre cambie de oscuro a normal, es decir, rojo brillante. Un dolor de garganta significa que parte de los pulmones están inflamados. Automáticamente, el color de la sangre se vuelve más oscuro, especialmente en estos puntos.

Después de la hemorragia, desinfecte la piel con un poco de alcohol y aplique un algodón durante unos segundos.

Normalmente, los síntomas desaparecen en una sola sesión. Si esto no es suficiente, espere al menos hasta el día siguiente para empezar de nuevo.

En el caso del Covid-19, dos puntos pueden ser particularmente efectivos. Estos son, por cierto, los que he recomendado a la gente que me los ha pedido.

1) Shào Shāng (少商), LU11
Es lógico que tenga un impacto en enfermedades pulmonares, ya que es el punto undécimo en el meridiano del pulmón.
Está a 0,1 cun al exterior de la parte inferior de la uña del pulgar izquierdo o derecho.
Sus propiedades: alivia la tos, elimina el dolor de garganta, reduce la fiebre, es eficaz en resfriados, angina o neumonía, se utiliza para los trastornos mentales...

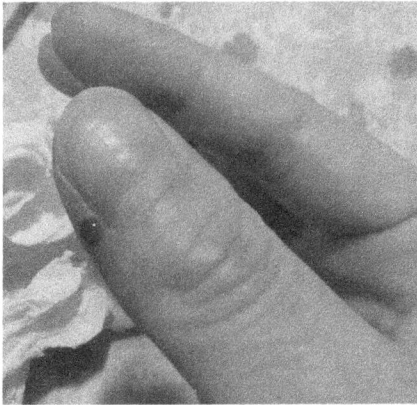

Shào Shāng (少商), LU11   Shāng Yáng (商阳), LI1

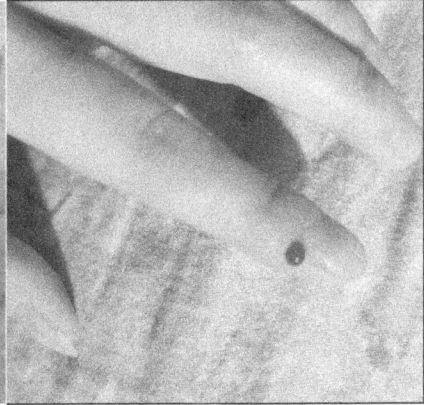

2) Shāng Yáng (商阳), LI1

Es el primer punto en el meridiano del intestino grueso, que es el "socio" Yang de los pulmones Yin. Puede parecer sorprendente tener que actuar sobre el meridiano intestinal en el caso del Covid-19. De hecho, la MTC explica que una de las funciones de los pulmones es reducir la energía Qi para que, entre otras cosas, el intestino grueso pueda funcionar correctamente, es decir, que su movilidad[17] y digestión sean óptimas. Si se bloquean, el meridiano del intestino no funcionará correctamente, lo que causará síntomas como diarrea o estreñimiento. Por el contrario, si el meridiano intestinal no está en su mejor momento, entonces el meridiano de los pulmones tampoco funcionará correctamente, lo que provocará dolor de garganta, tos, etc.

Este punto está a 0,1 cun al exterior de la parte inferior de la uña del índice izquierdo o derecho.

Sus propiedades: elimina el nerviosismo, ayuda a regular la digestión, alivia el dolor de garganta o dental, reduce la hinchazón del estómago...

---

17. "La **movilidad** es un término de la biología que se refiere a la capacidad de desplazarse espontánea y activamente o por reacción a estímulos, consumiendo energía durante el proceso". Fuente: Wikipedia.

Shào Shāng (少商) y Shāng Yáng (商阳) son dos de los puntos "Jing" (井) o "pozos". Se utilizan a menudo en casos de desmayo e inconsciencia, por ejemplo después de un derrame cerebral. En este caso, el paciente debe ser tratado lo antes posible. Si no se dispone de agujas desinfectadas, presione fuertemente con las uñas y mantenga por lo menos dos minutos en cada punto, comenzando con Shāng Yáng (商阳), luego Shào Shāng (少商).

Esta es una técnica que he utilizado en muchas ocasiones, incluso dos veces en un avión, cuando las azafatas pedían atención médica de emergencia después de un ataque de tipo hipoglucémico de un pasajero que había perdido el conocimiento y un caso en el que un violento ataque de asma podía hacer que una joven se ahogara.

Resultados

De las cien personas que atendí, sólo unas diez optaron por este método, según los comentarios que recibí – puede que se necesite valor para pincharse y sangrar, pero a veces en la vida, las desgracias desaparecen a través del dolor. Así que para estas diez personas, los resultados fueron espectaculares, con un alivio casi inmediato y los síntomas desaparecieron al día siguiente.
Aquí hay dos casos:

1) Una persona en Italia, prima de un amigo francés que está abierto a la medicina tradicional china. A finales de marzo, dio positivo, con síntomas bastante importantes, como fiebre de hasta 38,5°, tos violenta, pérdida de apetito, pérdida del gusto y del olfato, problemas digestivos, diarrea, a veces dificultad para respirar...

El color de su lengua era de un blanco espeso, que reflejaba un preocupante estado de salud. Apenas podía entender lo que me estaba explicando, ya que sus palabras estaban constantemente intercaladas con ataques de tos. Por lo tanto, le recomendé que

usara las agujas inmediatamente, para calmar esa horrible tos, y que luego probara las siguientes recetas:
– la receta de mi abuela para quitar la fiebre (ajo + jengibre + cebollino);
– una infusión de ajenjo chino (50 g) + Yu Ping Feng San + 50 g de Chenpi + 10 g de regaliz, durante una semana por la mañana y por la noche;
– moxibustión en los tres puntos Da Zhui, Fei Shu y Ding Chuan al menos una vez al día;
– baños de pies con jengibre y hojas de morera.
Su salud mejoró significativamente al final de la primera semana, y le recomendé fortalecerla con Yu Ping Feng San durante siete días, continuando con los baños de pies.
Dos semanas después de nuestro primer contacto, me dijo que estaba completamente curada.

2) Una familia franco-china me llama para pedirme ayuda al principio del confinamiento, porque el marido empezaba a presentar los síntomas del Covid-19: pérdida de apetito, dolor de garganta, fiebre de hasta 38,5°. Estaban preocupados porque el compañero de trabajo con el que comparte la oficina acababa de ser diagnosticado como positivo. La esposa llamó al Samu y a su médico de cabecera, que le aconsejó que se quedara en casa y tomara paracetamol. Tres días más tarde, la situación no mejoraba: la fiebre iba y venía, pero el dolor de garganta se había intensificado. Cada vez más preocupados, hicieron varias investigaciones para encontrar una solución, y me contactaron a través del WeChat.
Para reducir la fiebre, le aconsejé beber la ahora famosa receta de mi abuela. Para el dolor de garganta, le recomendé la técnica de la aguja, que se practica una vez cada dos días (no más de siete veces en dos semanas), hasta que el color de la sangre vuelve a ser 100 % rojo brillante al principio de la hemorragia.

Esta familia se enfrentó a una situación que se ha repetido varias veces durante el confinamiento, a saber, la no disponibilidad de las plantas e ingredientes recomendados. Entonces, les pedí que hicieran una lista de lo que podían conseguir. Por ello, les recomendé una infusión de menta y miel para despejar las vías respiratorias, y también tomar el sol a falta de moxibustión, idealmente a última hora de la mañana (excepto en verano, cuando es mejor exponerse antes).

Una semana más tarde, la esposa me confirmó que la fiebre había desaparecido desde el primer pinchazo, que el dolor de garganta también había desaparecido y que su marido estaba empezando a recuperar el apetito. Desde entonces, todo ha estado bien.

Si usted no se siente tentado por las agujas, hay otras posibilidades, incluyendo el Gua Sha.

4. El Gua Sha (刮痧)

"Raspar la fiebre"

Es probablemente uno de los métodos menos (re)conocidos de la medicina tradicional china en Occidente. Sin embargo, es un método familiar, efectivo y antiguo. Además, terminamos este capítulo con una de las técnicas recomendadas como primeros auxilios por la MTC. En efecto, los medicamentos, incluidas las plantas, pueden presentar el riesgo de efectos secundarios. Por lo tanto, si uno tiene la opción, es mejor empezar con Gua Sha y/o ventosas.

El significado de la expresión original significa "rascar". Más específicamente, este método consiste en una herramienta: un peine de madera o, en su defecto, la mano en forma de garra de gato, para rascar o peinar la piel o la espalda en la dirección de la energía para "hacer desaparecer la enfermedad". Los efectos secundarios son relativamente pequeños, o incluso inexistentes, siempre y cuando no se raspe más de lo razonable. Sin embargo, como con cualquier técnica de la Medicina Tradicional China, es necesario consultar o ser tratado por profesionales en este campo.

El Gua Sha se utiliza principalmente para regular el Qi, promover la circulación sanguínea, reducir el exceso de energía Yang en los pulmones, relajar los músculos, calmar el dolor y desintoxicar el cuerpo facilitando la circulación y el drenaje de agua. También se utiliza ampliamente en el campo de la belleza, así como para el tratamiento de ciertas enfermedades dolorosas, como la artrosis, las hernias discales, etc.

También se ha descubierto que el Gua Sha facilita la rehabilitación de los pacientes con hemiplejía después de un derrame cerebral.

Y una de las razones por las que esta técnica se incluye en este capítulo es que puede dar excelentes resultados para resfriados, fiebre, tos, dificultades respiratorias, asma, etc., que son algunos de los síntomas del Covid-19.

"Agua del interior"

Para deshacerse de los bloqueos y enfermedades relacionadas con los pulmones y las vías respiratorias, buscamos el meridiano de los pulmones a la izquierda, donde hay un punto de acupuntura muy importante llamado Chi Ze (尺泽), que significa "agua del interior". Ubicación: En posición sentada, con la palma hacia arriba y el codo ligeramente doblado, este punto de acupuntura se encuentra en la superficie cubital del pliegue, en la parte exterior del tendón.

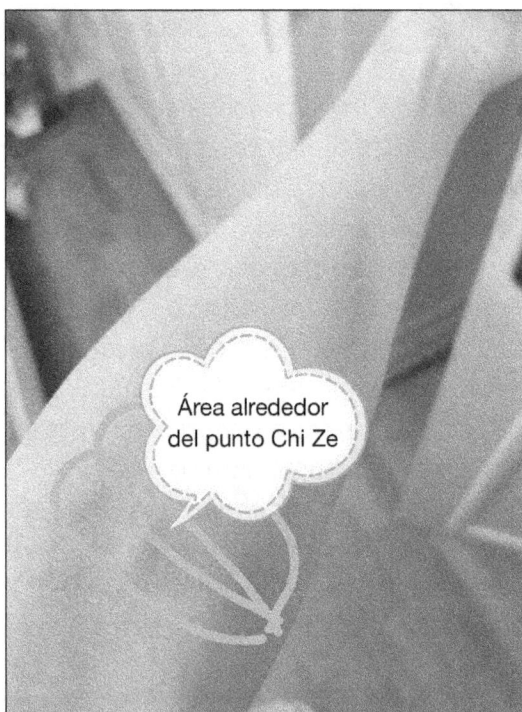

Área alrededor
del punto Chi Ze

La eficacia del Chi Ze se debe al hecho de que es el lugar donde el meridiano Qi se acumula y penetra profundamente en el cuerpo. Se sabe que este punto fortalece la energía Qi al actuar sobre el agua del cuerpo.

Por lo tanto, usaremos un peine de madera, por el lado del mango, para desintoxicar y eliminar la mucosidad. En primer lugar, empezamos por golpear el punto Chi Ze, sin preocuparnos por la precisión, porque lo importante es toda el área que lo rodea.

Cuando la zona se pone ligeramente roja, tomamos el peine para raspar de arriba a abajo (este es el significado de "limpieza", quitar, vaciar...), hasta que aparecen manchas rojas, púrpuras, a veces incluso negras.

Si usted se siente aliviado, deténgase, y luego beba un vaso de agua tibia, para reforzar la evacuación y la desintoxicación. Si no es así, puede hacer lo mismo en el otro brazo. De hecho, no es necesario rascar en ambos puntos si el problema se resuelve en el primer intento.

Repita una vez cada dos días si el problema se repite, durante una semana.

Antes de frotar, aplique una fina capa de aceite de coco o de oliva, que son más naturales que los aceites llamados de "masaje", ya que no siempre se conoce su composición, y algunos ingredientes pueden causar efectos secundarios.

Advertencia: las personas que sufren problemas sanguíneos, diabetes... no deben probar el Gua Sha, al menos no sin consultar a un médico..

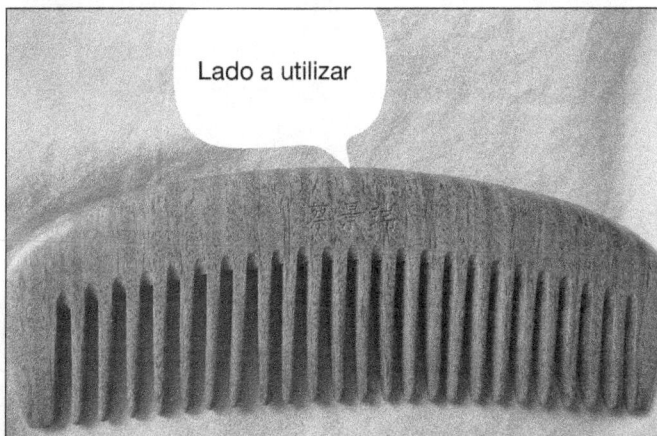

Lado a utilizar

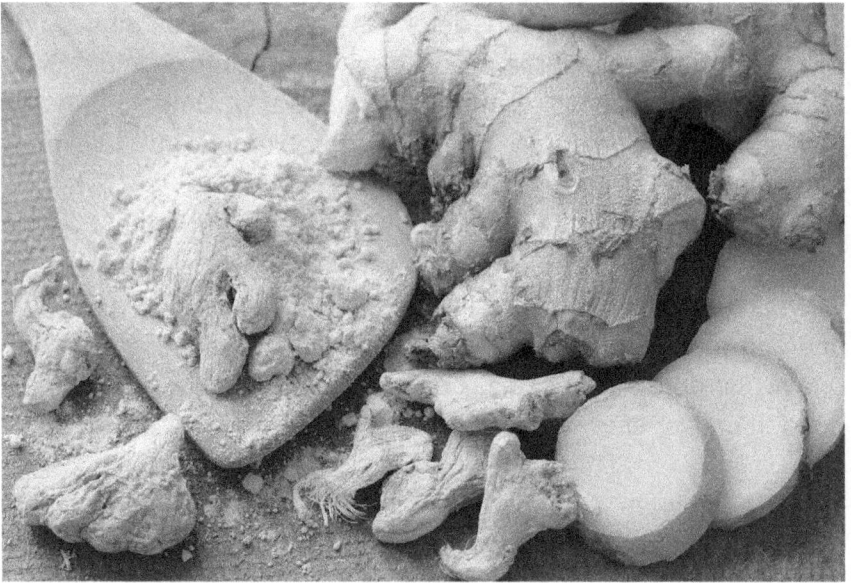

Jengibre

Capítulo V

Nutrición, recetas y técnicas
contra el Covid-19 y otros virus

La nutrición es un elemento clave de la medicina tradicional china, de acuerdo con el principio bien conocido en Occidente: "Que la comida sea tu medicina".

Todos los productos enumerados en las recetas que figuran a continuación pueden adquirirse en supermercados asiáticos y especializados, y cada vez más en otras tiendas.

Algunas de estas recetas no tienen un efecto directo sobre los síntomas del Covid-19, pero sí ayudan a fortalecer el sistema inmunológico y, por lo tanto, son esenciales para aumentar las defensas naturales y para la prevención.

1. Una sopa de mi abuela

Según la medicina tradicional china, si la temperatura corporal es inferior a 37°, indica una falta de energía. Sin embargo, se ha observado desde hace algunos años, debido a que el estilo de vida urbano nos aleja de la naturaleza y su energía Yang, y debido a la falta de ejercicio, que ya no siempre somos capaces de mantener el cuerpo a esta temperatura, lo que provoca una falta de energía Yang.

Por otro lado, si la temperatura aumenta, la fiebre es una señal de que el sistema inmunológico está luchando contra los gérmenes. A partir de 39°, está demasiado debilitado y debemos entonces utilizar otras soluciones distintas a las presentadas en este libro.

Sucede que los muchos casos (de síntomas) del Covid-19 con los que me he enfrentado casi todos tenían fiebre, pero raramente por encima de 38° o incluso 38,5° máximo. Este es el límite en el que esta receta es efectiva.

Aquí está: en una cacerola, hierva el equivalente a un gran tazón de agua, con tres cabezas de ajo rallado, cinco rebanadas de jengibre y tres ramas de cebollino tailandés picado, seleccionando sólo las partes blancas.

Mientras la temperatura de la bebida no le permita beberla, acérquela a su cara para aprovechar el vapor que sale para despejar sus vías respiratorias.

Hay mejores sabores, pero debe beberse todo el tazón, caliente y sin añadir otros ingredientes, como azúcar o incluso miel. Normalmente, se debería sudar y ver cómo la fiebre desaparece gradualmente, gracias al sudor. Por lo general, sólo es necesaria una vez para deshacerse de él. Sin embargo, si persiste o vuelve, puede continuar tres veces, pero sólo una vez al día.

Durante este período del Covid-19, recomendé esta receta a unas 40 personas con fiebre, incluyendo las mencionadas al principio del libro. En la mayoría de los casos, la fiebre desapareció de una sola vez, a lo sumo tres veces en el caso de una persona con fiebre persistente con una temperatura alta.

2. Dos recetas para baños de pies

Se trata de una práctica poco conocida en Occidente, aunque es sencilla y eficaz, sin peligro ni efectos secundarios (salvo por el exceso de tensión, como ya se ha mencionado). Aquí hay dos recetas particularmente indicadas en casos del Covid-19, gripe, resfriados... especialmente por su acción sobre el sueño:

A) Como hemos visto anteriormente, he recomendado repetida-
mente baños de pies con unas 10 rodajas de jengibre + 50 g de
hojas de morera. Esta composición es especial para relajarse antes
de dormir.

B) Esta receta se utiliza para eliminar la fiebre y, al mismo tiempo,
relajarse (un poco menos que con la fórmula A): en tres litros de
agua, se hierven 100 g de hojas de moxa secas + 100 g de flores
de cártamo secas. Viértalo en un recipiente, añadiendo agua fría
o tibia para bajar la temperatura del agua a unos 50°. Sumerja los
pies, el agua debe cubrir los tobillos. Mantenga la temperatura
durante veinte o treinta minutos, añadiendo agua caliente de vez
en cuando, hasta que empiece a sudar ligeramente. Practíquelo
por la noche antes de ir a dormir.

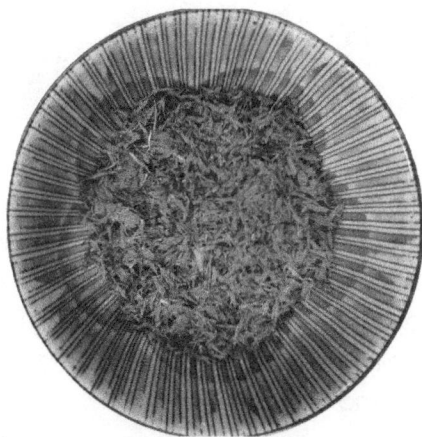

Flores secas de cártamo

En el tiempo que llevo recomendando esta composición, cientos
de personas la han adoptado con éxito, incluso en casos de
síntomas del Covid-19.

3. *Houttuynia cordata* (鱼腥草)

En la farmacopea china existe una planta muy eficaz para combatir las infecciones de las vías pulmonares y urinarias y, en general, todas las infecciones relacionadas con la humedad. Su nombre en latín es *Houttuynia cordata* (鱼腥草).

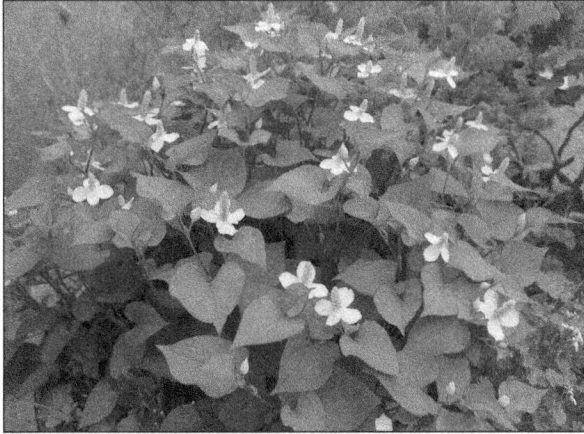

Entre sus muchas propiedades, la más importante en tiempos del Covid-19 y la gripe: mejora la inflamación de los pulmones; desbloquea y purifica las vías respiratorias. Como es una planta Yin, su consumo debe ser moderado, de lo contrario generará una deficiencia de Yang a largo plazo.

Puede prepararlo como una ensalada:
- lavar y cortar 150 g de ramas y hojas, mezclarlas con una cabeza de ajo rallado (de naturaleza ligeramente caliente), lo que permite obtener el equilibrio entre las energías Yin y Yang;
- añadir una cucharada de aceite de sésamo, una cucharada de salsa de soja, un poco de zumo de limón o salsa de pimiento picante.

Un consejo para los amantes: como el sabor es fuerte, es mejor comer este plato juntos, ¡así olerán los dos a ajo!

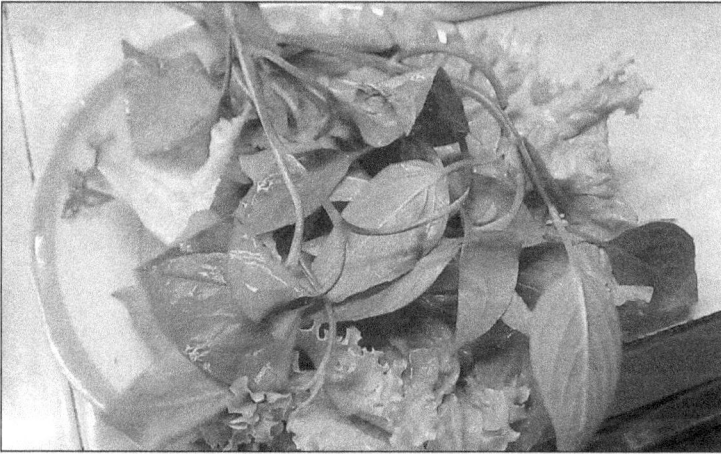

Una veintena de personas siguieron mis recomendaciones y probaron esta ensalada para sus dolores de garganta: en la mayoría de los casos, sólo necesitaron comerla en el almuerzo durante tres días para obtener los resultados deseados. Es mejor evitar comerlo por la noche, porque al ser de naturaleza Yin, puede debilitar el estómago y generar reflujo gástrico, lo que perturbará el sueño.

También se puede utilizar como infusión: 10 a 20 g de hojas secas en una taza son suficientes. Es una infusión que debe evitarse por la noche antes de irse a dormir.

4. Citronela / limoncillo

Es una planta milagrosa, conocida especialmente en Europa por sus propiedades anti mosquitos, en forma de vela, incienso o aceite esencial. Muy presente en la cocina tailandesa, es también una verdadera planta medicinal, que se utiliza en decocción e infusión para uso interno, o como aceite esencial para aplicar sobre la piel.

Como está relacionada con los meridianos del pulmón, el estómago y la vejiga, sus propiedades son numerosas: digestiva y calmante, antiinflamatoria, antiespasmódica, antibacteriana, anticelulítica...

También se reconoce su utilidad:

– contra la diabetes, bajando el nivel de azúcar en la sangre;

– para el tratamiento de los trastornos digestivos e intestinales, reduciendo las flatulencias y los calambres estomacales (con una taza después de la comida);

– en caso de dolores articulares o musculares, incluyendo artritis, reumatismo, esguinces, tendinitis...

– contra el estrés, la ansiedad y en caso de trastornos del sueño, gracias a su acción sedante sobre el sistema nervioso. Una taza después de la comida suele ser suficiente para tener dulces sueños;

– contra la fiebre, los resfriados, la tos, los estados gripales... y, por supuesto, el Covid-19 (se recomendó, por ejemplo, como infusión a la Sra. A.). Tres tés de hierbas diarios pueden ayudarnos a superar estos delicados períodos.

La forma en que usamos la citronela depende de los beneficios que buscamos, y ¡ciertamente no ha terminado de sorprendernos!

Receta a base de citronela

Para los resfriados, la tos y el dolor de pecho y abdominal: tome de 15 a 30 g de hojas de citronela, hierva tres tazones de agua y luego reduzca a fuego lento a un solo tazón. Tomar dos veces al día, por la mañana y por la noche después de las comidas.

Rara vez recomiendo el polvo de citronela, porque pierde algunas de sus propiedades. Es mejor elegir las hojas.

Observaciones

– Para preparar una infusión, poner en infusión 15 g de hojas frescas de citronela en 1,5 l de agua. Como tienen filamentos que pueden causar lesiones en el tracto digestivo, es esencial filtrar las infusiones y decocciones, de lo contrario serán difíciles de digerir.

– Contraindicación de la citronela: no se debe dar a los niños menores de diez años, porque a menudo están en Yang con exceso de energía, ni a las personas con deficiencia de Yin, porque su naturaleza es tibia (= ligeramente Yang), lo que puede reducir aún más su energía Yin.

Resultados

Como esta infusión es tibia, la recomendé a personas con síntomas de tos, problemas respiratorios y digestivos... unas ochenta personas, con una respuesta positiva.

Además de la Sra. A., presentamos tres casos interesantes de varias maneras:

Caso 1: Una señora de 65 años con dolores articulares cada vez más insoportables, tanto de día como de noche, que le impiden dormir. No ha podido recuperarse con los tratamientos habituales, y el brote de la pandemia añade ansiedad y miedo a su situación. Le recomendé que preparara 500 gramos de hojas de citronela y las vertiera en una bañera para bañarse. Sorprendentemente, el dolor desapareció después de dos días de este "tratamiento" y ella "durmió como un bebé", dijo. Incluso ha visto una mejora en su problema de diabetes. Este resultado le pareció tan milagroso que me dijo que lo recomendaría a todos sus conocidos.

Caso 2: El Sr. Z., de 51 años, fue diagnosticado con el Covid-19. Deseaba ser hospitalizado, pero no fue aceptado. Como vi que su condición estaba empeorando, intervine personalmente en el hospital, que envió una ambulancia de emergencia. Hice este tipo de intervención para al menos una decena de personas, por ejemplo, porque se sentían tranquilas al ser atendidas en un centro de salud o porque el confinamiento no me permitía atenderlas directamente cuando su condición lo requería. En cualquier caso, ya he indicado que la medicina occidental y la tradicional china son complementarias.

Cuando regresó a casa, ya no podía digerir, su vientre estaba hinchado, había perdido el apetito y todavía tenía mucosidad en la garganta. Vi que su lengua seguía estando blanca y espesa. Por lo tanto, le aconsejé, en primer lugar, la infusión de citronela, en una proporción de unos 50 g en 200 cl de agua, que debía tomarse tres veces al día después de las comidas. Me llamó tres días después: su vientre ya no estaba hinchado, había recuperado el apetito, y la mucosidad había disminuido mucho... Para mejorar su condición, le recomendé otras recetas de este libro, incluyendo la moxibustión.

Caso 3: En medio de la pandemia, una amiga francesa que trabaja como voluntaria para hacer máscaras de tela me llamó porque tenía dolores en los dedos de los pies e hinchazón de los pies, debido a la sobrecarga de trabajo en su máquina de coser, lo que le impedía continuar. Le recomendé baños de pies con 200 g de citronela y 100 g de jengibre. Ella me agradeció calurosamente después, tras haber evaluado la reducción del dolor en un 70 % desde el primer baño de pies. Continuó esta práctica tres veces al día durante dos días, y el dolor y la hinchazón desaparecen. Después, pudo volver a hacer máscaras. ¿Quizás estas máscaras extra, en un momento en que no había suficiente para todos, y por lo tanto la citronela, salvaron personas del Covid-19?

5. Higo

En la MTC, se considera que esta deliciosa fruta tiene efectos en los meridianos relacionados con los pulmones, el estómago y los intestinos. He aquí sus principales propiedades: promueve la energía pulmonar; regula el Qi; calma la tos y reduce el esputo; elimina el nerviosismo; tonifica la energía del bazo; suprime la diarrea; ayuda a circular la energía intestinal; facilita la digestión; y la lactancia.

También se ha descubierto que los higos pueden reducir los depósitos de grasa en los vasos sanguíneos, lo que puede reducir la presión arterial y prevenir las enfermedades coronarias.

He aquí una receta de sopa o té de hierbas para los trastornos de la garganta (picor, dolor o inflamación), incluyendo la tos, el asma, el Covid-19, la gripe, pero también la diarrea: mezclar 70 g de higos frescos o secos según la estación del año; verterlos en un gran tazón de agua y añadir unos cuantos terrones de azúcar blanco de caña (lengua amarilla, tos seca) o azúcar moreno con mucho cuerpo (lengua blanca o capa gruesa). Hervir, luego beber tragando la fruta, dos veces al día durante cinco a siete días hasta que los síntomas desaparezcan.

Resultados

El higo es actualmente un producto fuera de temporada, pero se puede comer seco. La mayoría de las personas que lo han probado en mis grupos me han dado una respuesta positiva. Entre ellos, ocho mujeres y tres hombres lograron suprimir su diarrea después de dos días de consumir la receta anterior.

Una de ellas también me dijo que se sorprendió al descubrir que su presión sanguínea había vuelto a la normalidad después de tres días de infusión tres veces al día. Del mismo modo, la Sra. Y., de setenta y cinco años de edad, llevaba varios días con dolor de garganta, sin éxito con los tratamientos habituales. Después de tres días de infusión de higos secos, se curó.

6. Diente de león

¿Ha observado que el césped está iluminado por cientos de pequeños soles amarillos? ¡Son dientes de león (蒲公英) en flor! La mejor época para recogerlos es especialmente entre abril y mayo, antes de la floración y cuidando de respetar el medio ambiente y la naturaleza.

Las virtudes medicinales de esta planta se conocen desde hace mucho tiempo, y no sólo en Asia. Estas son las principales virtudes, clasificadas por órgano:

– pulmones: elimina el dolor de garganta, el nerviosismo y compensa la deficiencia de Yin;

– hígado: purifica y desgrasa, elimina bloqueos cuyas consecuencias son ojos rojos o hinchados, llorosos... entre otros;

– vejiga: efecto diurético y facilita la evacuación de la orina;

– bazo: disminuye la retención de agua, los edemas...

En general: disminuye la diabetes, la presión arterial, el colesterol...

Contraindicación

El diente de león es una planta Yin, por lo tanto no se recomienda su consumo a personas con deficiencia de Yang, baja energía Yang del bazo, o que tenga demasiada acidez en el estómago. Así que no debe tomarse más de dos comidas a la semana con dientes de león, y debe acompañarse con plantas ligeramente Yang, como la albahaca, el cilantro, la rúcula...

Recetas con dientes de león

En ensalada

Se preparará con hojas de rúcula (de naturaleza ligeramente Yang y relacionadas con los pulmones), para las personas que tienden a tener una baja energía Yang o una sobre-energía Yin. Respetar la proporción de una parte de diente de león por dos partes de rúcula. Salsa para dos personas:
- dos cucharadas de salsa de limón o jugo de limón fresco;
- una cucharada y media de salsa de soja;
- dos cucharadas de aceite de sésamo.

Añada, si es posible, un puñado de sésamo blanco y negro (saltearlos a fuego lento en una cacerola). Las muchas propiedades del sésamo se presentan en el siguiente capítulo.

Salteados

Sumergir los dientes de león en una cacerola de agua hirviendo con una cucharadita de sal durante apenas un minuto para eliminar el sabor a veces amargo, luego escurrirlos y cortarlos en longitudes de unos 5 centímetros. Calentar dos cucharadas de aceite de oliva, luego dorar una cabeza de ajo rallado, antes de verter los dientes de león y freírlos. Añade un poco de sal y el plato está listo.

En sopa

En el caso del Covid-19, el consumo de sopa de diente de león no se recomienda para los casos con diarrea.

En raviolis

Es una forma original de prepararlos, que incluso a los niños les encanta. Aquí está la receta:

Raviolis de dientes de león
(receta personal probada muchas veces)

Para preparar unos 50 raviolis, compre uno o dos paquetes de hojas de Jiaozi, ya que están listas para usar (necesita una por cada ravioli). Aquí están los ingredientes para el relleno:

– 1 kg de carne de cerdo (pechito picado);

– 200 g de col china blanca Bai Cai (su sabor dulce suaviza el sabor amargo del diente de león);

– 400 g de hojas de diente de león;

– 50 g de castaña de agua (马蹄, Mǎtí, una planta acuática de origen asiático), por sus propiedades de purificación de los pulmones y para atenuar el sabor amargo de los dientes de león, gracias a su sabor dulce;

– 50 g de setas deshidratadas y perfumadas (ponerlas en remojo en agua caliente durante 30 minutos);

– 10 g de ajo.

Picar todos los ingredientes y mezclarlos bien para hacer el relleno. Añadir una cucharada de sal, dos cucharadas de salsa de ostras, 1/4 de cucharadita de pimienta Szechuan en polvo.

Para un mejor sabor, añadir dos cucharadas de aceite de sésamo. Poner el relleno en las hojas de los ravioles, y luego dóblelas por la mitad. Hay un dispositivo llamado "Molde Jiaozi" para hacer empanadillas, que es muy fácil de usar.

Cocción: calentar una cacerola y añadir dos o tres cucharadas de aceite de oliva. Tan pronto como aparezca el humo blanco, dorar los ravioles en la parte plana y añadir agua hasta la mitad de la altura de los ravioles. Cerrar con una tapa hasta que el agua se absorba completamente y ¡están listos!

Servir con una mezcla de salsa de soja (1/2) y vinagre de arroz (1/2).

Resultados

Recomendé los dientes de león a las personas con síntomas de el Covid-19, especialmente cuando tenían la lengua amarilla y la garganta irritada. Cocinados solos o con rúcula o albahaca, los resultados fueron generalmente satisfactorios.

Por ejemplo, en el caso de los hijos de la Sra. L., que tosían y tenían la garganta seca, la situación se resolvió en un día, después de dos ensaladas de dientes de león.

El resultado fue el mismo para los hijos de la Sra. U., que presentaban síntomas similares, pero la familia optó por la sopa, tres veces al día durante cinco o seis días, dependiendo de la condición de sus lenguas.

Una madre francesa, cuyo hijo de diez años atiendo regularmente, le preparó ravioles de diente de león, que comía con más gusto que si se hubieran cocinado en una ensalada o sopa, para purificar su hígado y así calmar su nerviosismo. Me confirmó que una comida había cambiado el ambiente de la casa, incluso el papá se había vuelto más dulce... Es genial, ¿no?

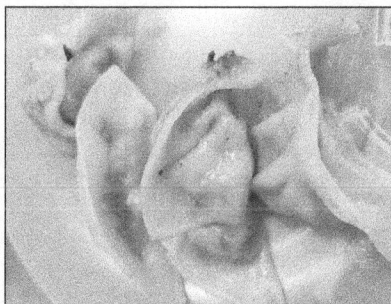

7. *Artemisia annua* (ajenjo dulce – 青蒿) y *Artemisia argyi* (artemisa china – 艾草)

Mis abuelos ya usaban estas dos plantas, juntas o por separado, especialmente en casos de infección pulmonar. Aprovechando su experiencia, me acostumbré a asociarlos también en mis recomendaciones. Cuando llegó el Covid-19, fue por lo tanto muy natural que pensara que podían ser una respuesta adecuada, especialmente porque actúan en lo profundo del cuerpo. Luego volví a estudiar sus propiedades, según los análisis del libro *Ben Cao Gan Mu* (本草纲目), entre otros, comparándolas con varias plantas con propiedades similares. A partir de múltiples pruebas, descubrí que los resultados eran mucho más rápidos y efectivos, y particularmente adaptados a los síntomas del Covid-19, como tos, fiebre, diarrea, secreción nasal, dificultades respiratorias...

Al final, recomendé esta combinación a más del 90 % de las personas que se me acercaron, especialmente en casos críticos, alternando la infusión de una y otra planta, a veces juntándolas, dependiendo del estado de salud y los síntomas.

Además, el ajenjo dulce chino (*Artemisia annua*) es Yin, mientras que la artemisa china (*Artemisia argyi*) es Yang, por lo que el matrimonio de los dos puede neutralizar los efectos secundarios procedentes de una u otra de las energías.

Asimismo, aconsejé la mayor parte del tiempo baños de pies todas las noches con las recetas A) y B) presentadas en el punto 2 de este capítulo, para producir los siguientes efectos: bajar la fiebre, facilitar la circulación de la energía Yang en los pulmones, eliminar el nerviosismo y ayudar a dormir bien, porque muchas personas ya no pueden dormir por la ansiedad y el estrés, por lo tanto cuando están bajo la influencia del tema 恐 (Kǒng), "miedo" en la medicina china.

En retrospectiva, la combinación de estas dos plantas me parece milagrosa, y continuaré la investigación, porque las virtudes de la *Artemisia annua* (青蒿) y de la *Artemisia argyi* (艾草) están lejos de haber sido totalmente descubiertas – probablemente nos permitirán tratar otros problemas de salud.

Un ejemplo de protocolo

El Sr. E. trabaja en una tabaquería donde trata a mucha gente todos los días. Cinco de sus clientes dieron positivo en Covid-19. En su momento, los síntomas se manifestaron: lengua blanca y espesa, tos, fiebre leve, diarrea, pérdida del apetito, del sentido del olfato y del sueño.

Al principio, le sugerí que bebiera todos los días durante una semana una infusión de ajenjo chino (50 g) + cáscara de mandarina seca (50 g) + una composición Yu Ping Feng San; que aplicara la moxibustión en los puntos Da Zhui, Fei Shu y Ding Chuan; y tomara un baño de pies todas las noches con hojas de moxa y jengibre.

Al final de este programa, la fiebre desapareció, el sentido del olfato volvió, la tos disminuyó, así como el dolor de garganta, y el sueño se calmó. Su condición había mejorado mucho, pero aún no estaba definitivamente curado.

Como el espesor de la lengua había disminuido y el color había cambiado, con una capa amarilla clara que cubría la capa blanca, decidí cambiar la receta en la segunda semana: ajenjo chino (50 g) + artemisa china (50 g) + Yu Ping Feng San, durante cinco días, con el mismo consejo de moxibustión y baño de pies.

Posteriormente, me confirmó que estaba curado. Sin embargo, todavía noté una pequeña capa amarilla en su lengua, así que le aconsejé que bebiera la infusión de ajenjo chino (50 g) durante otros cinco días, con la misma receta de baño de pies.

Me llamó después para decirme que no sólo estaba curado, sino que nunca se había sentido mejor, tan en forma, con un sueño perfecto. ¡Incluso me dijo que había perdido un poco de estómago, y que se sentía joven, que la vida era bella! Estaba tan feliz que todavía lo siento mientras escribo estas líneas.

8. Otros consejos según las categorías de resfriados, gripe y Covid-19

En caso de emergencia, es necesario primero tratar los síntomas y determinar a través de diversas herramientas (lengua, pulso, etc.) si se trata de un resfriado o de una gripe caliente o fría, para preparar mejor los diferentes tratamientos (lo mismo ocurre con el Covid-19).

– Si el origen es frío: los síntomas están del lado Yin, es decir, paladar blanco, estado gripal con sensibilidad al viento y al frío, ausencia de sudor, secreción nasal clara, tos con mucosidad blanca...
Recomendaciones:
a) Sopa de jengibre rallado (dos cucharadas) + una o dos cucharadas de azúcar moreno integral. Se debe tomar todas las mañanas en ayunas hasta la total desaparición de los síntomas (como la siguiente infusión, no debe tomarse después de la curación, a menos que lo recomiende un médico).
b) Cáscara de mandarina seca (50 g) + rama de regaliz seca (10 g). Esta es una infusión, por lo que se puede tomarse tres veces al día, también hasta que los síntomas hayan desaparecido por completo.

– Si la categoría de la enfermedad es caliente: los síntomas están del lado Yang, es decir, paladar amarillo y/o rojo, estado gripal con hipertermia, sudoración, nariz seca o con secreción amarilla espesa, capa amarilla o seca en la lengua...

Recomendaciones:

a) Sopa de nabo chino (Bai Luo Bo) + miel (a ser dosificada de acuerdo a la preferencia);

b) Sopa de manzana + pera (pera china o japonesa) + plátano.

Cortarlos en dados y luego hervirlos con azúcar de caña blanca (o cristal), ya que tiene energía Yin.

Cortar siempre en dados para facilitar la cocción y aprovechar al máximo las propiedades.

No damos ninguna proporción o cantidad, ya que depende de cada persona elegir según sus gustos. Puede ser un postre o incluso una comida completa, no hay una regla estricta. En efecto, para estas últimas recetas, ya no hablamos de tratamientos como los que recomienda la medicina tradicional china, sino de consejos nutricionales, que sin embargo son un factor decisivo en el proceso de curación. Este es el tema del siguiente capítulo.

Palitos de regaliz secos e infusión

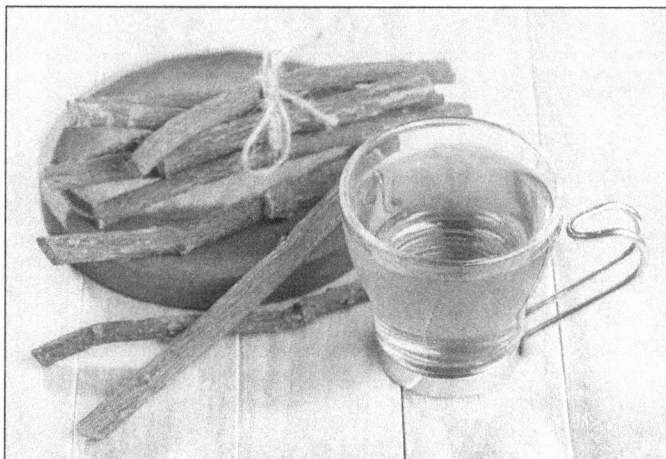

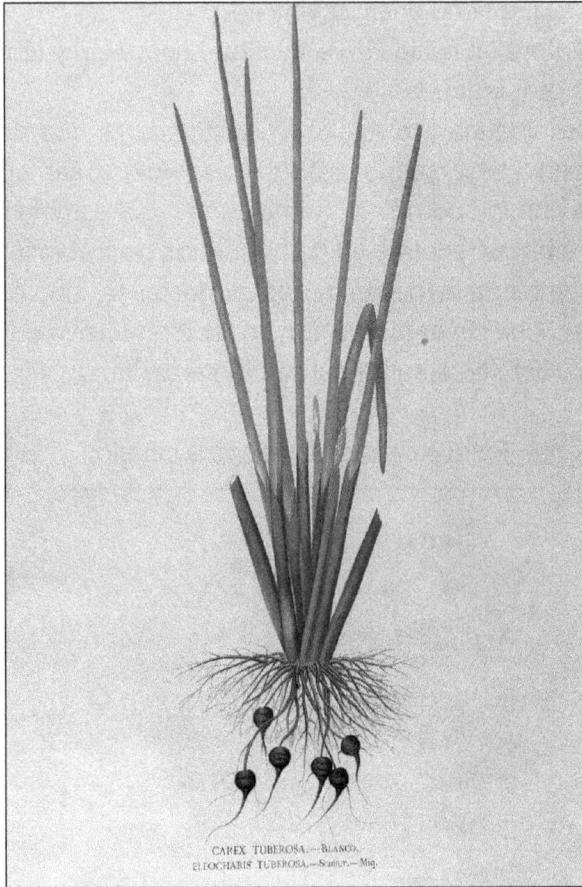

Castaña de agua
(fuente: Wikimedia Commons)

Capítulo VI

Acompañamientos sugeridos

Durante este período, a menudo me preguntaban si, además de las recetas específicas para tratar los síntomas, hay alimentos que deben consumirse como prioridad para nuestra salud. Sí los hay, como mis pacientes habituales y estudiantes saben.

Como se trata de "alimentos recomendados" y no de "tratamientos", en la mayoría de los casos presentados en este capítulo no hay ninguna indicación de proporciones o cantidades: depende de cada persona elegir según lo que le guste. Esta noción también es importante en nuestra práctica, porque si el cuerpo se siente complacido, genera energía positiva, lo que aumenta la eficacia del tratamiento.

Por consiguiente, he difundido listas de productos, donde cada persona puede elegir según sus gustos, tradición culinaria, estación del año y disponibilidad de ingredientes.

Aquí hay algunos ejemplos buenos a tener en cuenta en caso de un virus, pero también en la vida diaria, especialmente para fortalecer nuestro sistema inmunológico.

1. Nutrición y cocina

Los siguientes platos y alimentos se recomiendan en casos del Covid-19, tos, resfriado, gripe, fiebre:

– Sopa de champiñones negros: el negro es el color de los riñones y limpia el tracto pulmonar.

– Caldo de mijo: aumenta la energía del cuerpo y estimula el sistema inmunológico.

– Ginkgo: eficaz por sus virtudes antibacterianas, limpia las vías pulmonares, calma la tos y reduce la mucosidad (es más práctico consumirlo en cápsulas, sobre la base de siete por día).

– Rábano blanco: purifica los pulmones, alivia la tos, reduce el dolor de garganta, desinfla el estómago, reduce la mucosidad.

– Flores de lirio secas: se comen como verduras o setas secas, salteadas, en sopa, en una olla... Le dan energía al Yin, estimulan la circulación de la sangre, relajan y eliminan el nerviosismo.

– Solomillo de cerdo: esta parte junto a los riñones aumenta la energía de nuestros riñones. Además, a diferencia de otras carnes, la carne de cerdo es neutra en energía, es decir, equilibrada en Yin y Yang, por lo que es preferible en caso de enfermedad, después de un parto o una operación, y en caso de pérdida de tonificación, en general.

2. Más infusiones

Ya hemos presentado varias recetas, pero aquí hay algunas otras para variar los placeres según la disponibilidad de los ingredientes. Las posibilidades de infusión son casi infinitas, las hemos elegido en relación con los síntomas del Covid-19 y otras infecciones pulmonares:

– Chenpi 50 g + regaliz 20 g + fibra de mandarina 10 g: calma la tos, elimina la mucosidad, mejora la bronquitis y el asma;

– hojas de morera (preferentemente de morera de otoño, ya que es la estación de los pulmones) + almendras de albaricoque: útiles para la limpieza de los pulmones; la almendra es más eficaz, pero debe hervirse primero, ya que es difícil de digerir;

– flores de crisantemo amarillo seco + regaliz seco: calma la tos Yang y relaja;

– flores de hibisco blanco seco + hojas de menta (frescas o secas)

+ flores de osmanthus seco + flores de jazmín seco: calma la tos, elimina la mucosidad y aumenta la energía pulmonar.

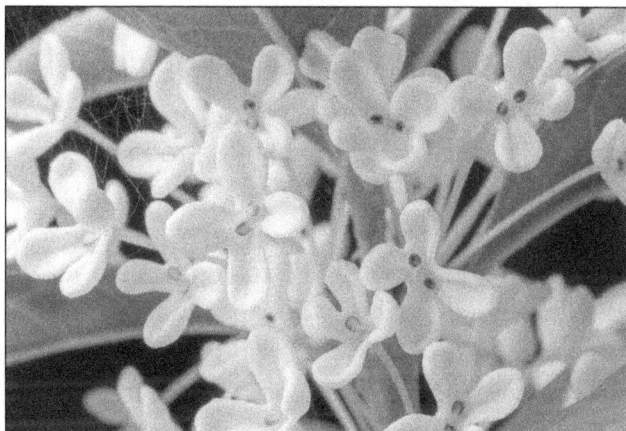

Flores de osmanthus

¡Desterrar!

Alimentos no recomendados durante el tratamiento del Covid-19, la gripe, los resfriados...:

– Crustáceos y mariscos, bebidas frías, porque evitan que el moco se escurra y lo espesa, siendo en su mayoría de energía Yin.

– Lo que es graso interrumpe la bajada de la temperatura, hace la digestión más difícil...

– Alimentos picantes, leche, té, café, tabaco, alcohol (lista no exhaustiva), ya que pueden alterar la eficacia de la atención y empeorar los síntomas.

En principio, es mejor comer ligeramente durante el tratamiento y, en cualquier caso, seguir las recomendaciones de su médico.

3. Fibra de clementina o de naranja

Es muy eficaz para purificar los bloqueos de la circulación en las vías respiratorias y los pulmones.

Cuando coma una naranja o una clementina, adquiera el hábito de consumir la fibra, no sólo de beber el jugo, ya que ayuda a combatir los síntomas de la gripe, etc. También se recomiendan contra el tabaco, que provoca una deficiencia de Yin en los pulmones y hace que se acumule la mucosidad.

He aquí un caso reciente: el Sr. T. fuma una cajetilla al día y tose a diario, sobre todo por la noche, lo que le impide dormir y le debilita. Había una sospecha de Covid-19 cuando vino a consultarme. Mi diagnóstico me permitió tranquilizarlo. Le recomendé que bebiera dos veces al día durante cinco días la composición: rama o raíz de morera + almendra de albaricoque + ginseng + hojas de níspero + *Ophiopogon japonicus* + Fritillaria, con las proporciones de veinte gramos por cada planta, y, si es posible, que dejara de fumar.

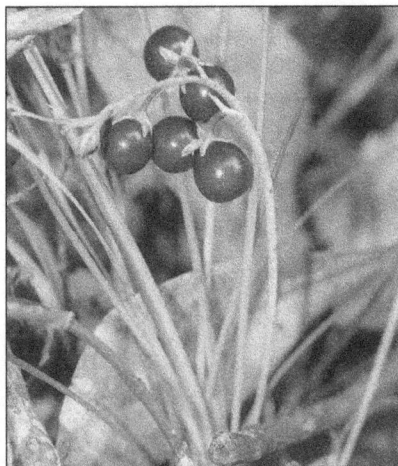

Ophiopogon japonicus

Como me contó que encontró en un cajón una bolsita de fibras secas de mandarina que le regaló su madre en su último viaje a China, precisamente para mejorar sus problemas pulmonares vinculados a su adicción, le aconsejé que añadiera quince gramos a la receta.

Cinco días después, me confirmó que la tos había desaparecido casi definitivamente.

Después, le sugerí que adoptara buenos hábitos alimenticios, especialmente comer frutas como las manzanas. En cuanto a dejar de fumar, depende de él. La medicina tradicional china ofrece soluciones para ayudarle después de la decisión.

4. Manzana

Su consumo regular mejora la función cardíaca y pulmonar, lo que reduce el riesgo de asma y neumonía, promueve la desintoxicación del cuerpo, especialmente de los pulmones, y reduce la aparición de tos y esputo porque contienen pectina y antioxidantes.

Por lo tanto, se recomienda especialmente comer manzanas en caso de síntomas del Covid-19 y otros virus.

En su mayoría, las diferentes variedades son de naturaleza neutra, excepto las manzanas verdes que son ligeramente Yin. En el caso del Covid-19, la gripe... elija preferentemente manzanas rojas y/o amarillas: la roja, está destinada al corazón y al hígado; la amarilla, al bazo; en cuanto al interior blanco, está destinado a los pulmones. Una manzana después de cada comida es excelente para los síntomas.

Después de las papas fritas, los donuts, las papas a la francesa, los rollitos de primavera, los nuggets... también recomiendo comer una manzana, cosa que hago yo misma o con mis hijos, para deshacerse del nerviosismo generado por estos alimentos y de la sensación de sequedad en la garganta, a la vez que se produce un efecto "desengrasante".

En los grupos en los que he compartido esta sugerencia, especialmente las madres que no pueden impedir que sus hijos coman rosquillas y otros nuggets, me dijeron que ahora se los permiten, pero con la condición de que coman una manzana después de la comida; condición aceptada por la familia. Más de una decena de ellas me han agradecido por este simple y fácil truco porque ven a sus hijos menos nerviosos. Para cuatro de ellos con labios de color rojo brillante (un signo de nerviosismo en la MTC), que empezaban a toser, sólo se necesitaron tres manzanas al día para resolver el problema. Incluso le recomendé para la tercera manzana, la de después de la cena, cortarla en rodajas y espolvorearla ligeramente con polvo de regaliz para quitar la tos. De los cuatro niños, la tos y la sensación de nerviosismo desaparecieron al día siguiente en un caso, después de dos cenas para dos de ellos, y en tres tardes para el cuarto. Por supuesto, había una condición: no consumir rosquillas durante este período.

5. Sésamo negro y sésamo blanco

Como se presenta en el capítulo II, la medicina tradicional china tiene un color particular para cada órgano: negro para los riñones y blanco para los pulmones. Por lo tanto, el sésamo se recomienda en casos de infección pulmonar y/o problemas de riñón.

Ambas semillas de sésamo también son valiosas porque, entre otros beneficios, son ricas en calcio: un grano equivale a un vaso de leche. Esto es aún más importante en China ya que una gran parte de la población es intolerante a la leche de vaca. Sin embargo, es importante masticar bien los granos, de lo contrario el cuerpo no puede absorber todas sus propiedades.

El sésamo (blanco o negro) favorece la digestión y también ayuda a combatir el estreñimiento.

Por último, es un activo para la belleza porque va a los pulmones y los riñones, que manejan la piel, las uñas y el cabello.

6. Otros beneficios

– Tanto en los grupos como con mis pacientes, recomiendo comer semillas de trigo sarraceno al menos una vez a la semana, posiblemente en forma de fideos, para ayudar a la digestión y facilitar la evacuación de lo que molesta. La mayoría de ellos han seguido este consejo, que se está convirtiendo en un hábito, aunque no sea una dieta tradicional en China. Sin embargo, el trigo sarraceno está presente en los tratados de la medicina tradicional china.

– Zumo de pomelo o youzu + miel = limpieza de las vías respiratorias.

– Infusión de menta + miel = limpieza de las vías respiratorias.

Especialmente en primavera, con síntomas como alergias al polen, tos, picor o sequedad de garganta, etc. estas infusiones son generalmente efectivas, como lo demuestran los intercambios en los grupos donde las he recomendado.

Asegúrese de elegir una miel de calidad, que realmente provenga de colmenas.

7. Canela

Esta especia es ideal para las dolencias de invierno: resfriados, tos, gripe y otros virus, incluyendo el Covid-19. De hecho, debido a sus propiedades antioxidantes, su alto contenido de minerales y vitaminas, fortalece y estimula el sistema inmunológico, tiene propiedades antivirales y antimicrobianas, alivia los problemas de digestión e interviene de forma natural en la diabetes de tipo 2.

He recibido dos comentarios positivos de personas que lo han usado para la acidez estomacal, pero no hay ejemplos de sus efectos contra el Covid-19 porque fue mezclado con otros ingredientes y recetas.

8. Ajo + Cebollino tailandés

Esta sopa es muy útil para quitar la fiebre y desintoxicar los órganos. Es una receta tradicional de la medicina china que se encuentra en muchos tratados médicos antiguos, pero no tengo ninguna información sobre su eficacia, ya que recomendé la receta de mi abuela, que añade jengibre (véase *Capítulo V*).

9. Cilantro

Es una planta ligeramente caliente (Yang).

Propiedades: purifica las vías pulmonares y respiratorias; facilita, mediante el sudor, la evacuación de bloqueos y lo que es negativo; baja la fiebre, el dolor de garganta; ayuda a la digestión; reduce la hinchazón del estómago; detiene la diarrea; tiene propiedades antibacterianas; reduce la fatiga...

El cilantro se consume a veces para luchar contra la ansiedad y promover el sueño.

Por lo tanto, se recomienda en caso de síntomas relacionados con el Covid-19, la gripe, los resfriados, el reumatismo...

10. Puntos Pi Shu (bazo) y Shen Shu (riñones)

Después de curar el Covid-19, la gripe, los resfriados, etc., es esencial fortalecer el sistema inmunológico para recuperar la energía de antes lo más rápido posible. Según la medicina tradicional china, los riñones representan la energía antes del nacimiento y el bazo representa la energía después del nacimiento, por lo que si se estimulan estos dos órganos, se estimula toda la energía del cuerpo. Por consiguiente, la moxibustión está particularmente indicada en los dos puntos siguientes:

– Pi Shu (脾俞), referencia internacional BL20
Se encuentra en la espalda, a 1,5 cun de distancia a la izquierda y a la derecha, en la parte inferior de la undécima vértebra.

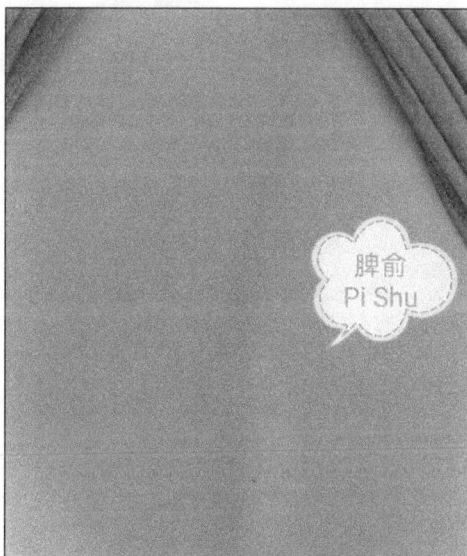

– Shen Shu (肾俞), referencia internacional BL23

Se encuentra en la espalda, a 1,5 cun de distancia a la izquierda y a la derecha, debajo de la segunda vértebra de la columna lumbar.

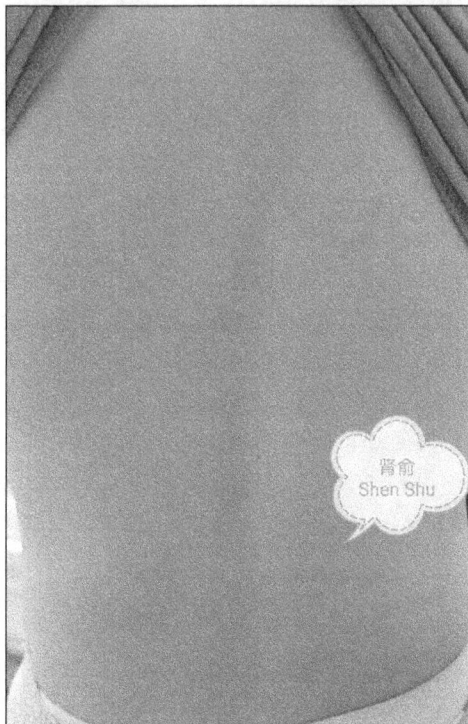

¡Un pequeño ejercicio para terminar!
Los ocho brocados o el Ba Duan Jin (八段锦)

El Ba Duan Jin está incluido en los planes de estudio de las universidades de medicina y ha sido promovido a nivel nacional desde 2003 por la Administración General del Estado para el Deporte como un "Qigong de la salud".

Es un método de "fitness" inventado en la antigua China por el general Yue Fei (1103-1142) para mejorar la salud y la condición física de sus soldados. Originalmente, consistía en doce movimientos corporales, incluyendo una técnica de respiración, que luego se redujeron a ocho. El significado del nombre es incierto, pero evoca las ricas telas que llevan los dignatarios, lo que significaba que durante la práctica los movimientos debían ser continuos y flexibles, como la seda. Antes de ejecutarlos, es aconsejable practicar algunos ejercicios para despertar los músculos y estiramientos.

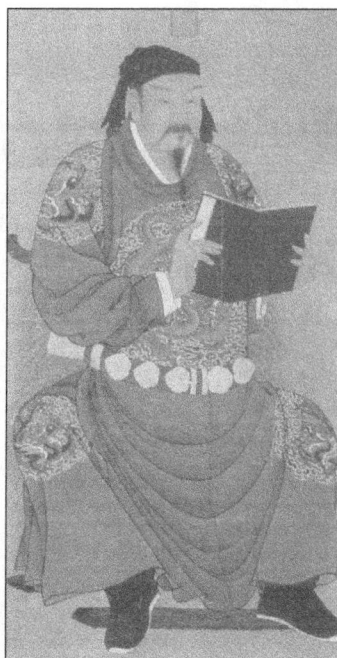

Las ocho posturas se practican en secuencia, ya sea sentado o de pie. En los dibujos de la versión original del General Yue Fei, cada uno tiene un nombre evocador que pueden ser traducidos de la siguiente manera:

1. *Liang shou tuo tian li san jiao* (两手托天理三焦), "Sostener el cielo con las manos, cuidar el triple calentador".
Este movimiento afecta a tres importantes regiones del cuerpo: por encima del diafragma, entre el diafragma y el ombligo, y entre el ombligo y el pubis. Este ejercicio regula el Qi y promueve la respiración, la digestión y la eliminación.

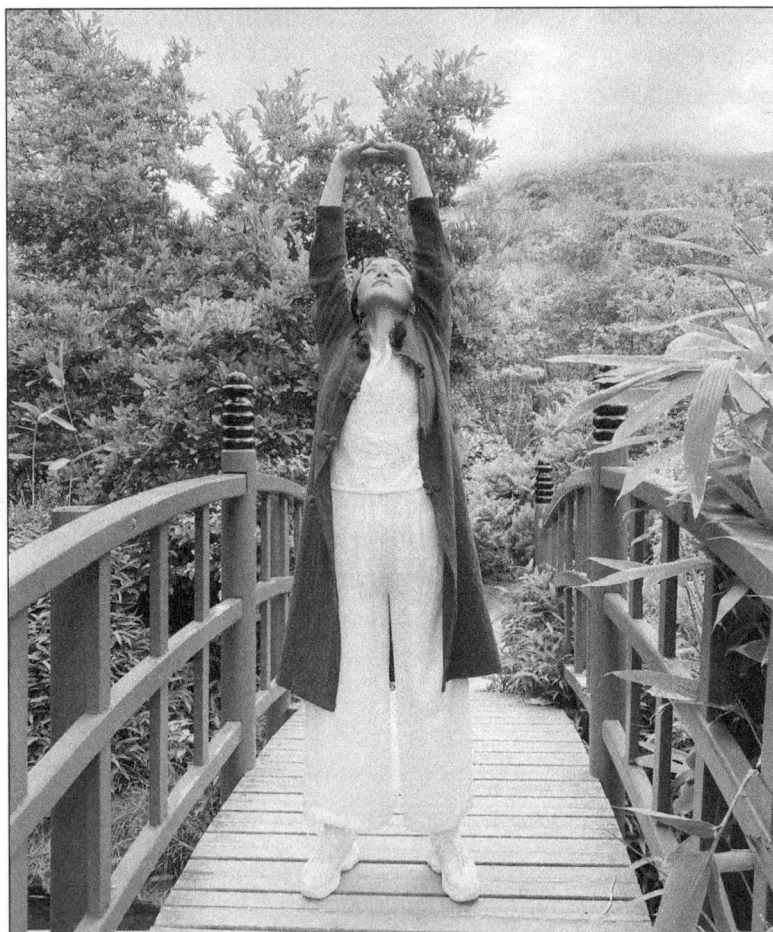

2. *Zuo you kai gong si she diao* (左右开弓似射雕), "Tensar el arco a derecha e izquierda y apuntar al águila" (se realiza de cada lado). Facilita la circulación en el cuerpo y fortalece el Qi del corazón y los pulmones.

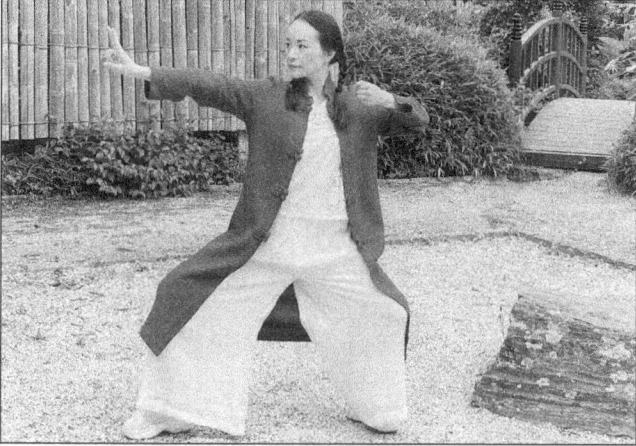

3. *Tiao li pi wei xu dan ju* (调理脾胃须单举), "Estimular el bazo y el estómago con un solo gesto". Este movimiento estimula la circulación de la energía en el bazo, el estómago y el hígado.

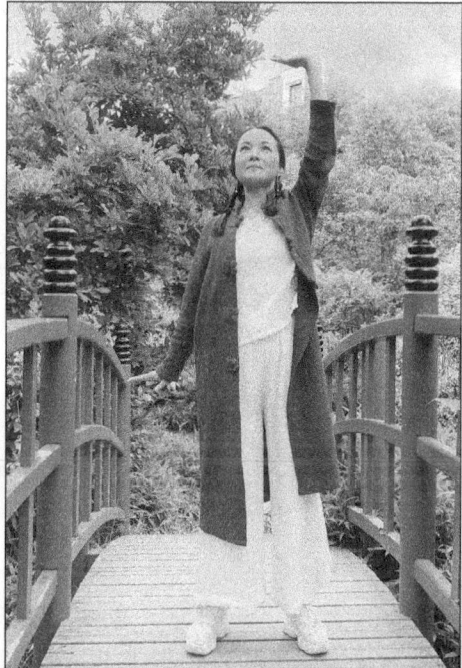

4. *Wu lao qi shang xiang hou qiao* (五劳七伤向后瞧), "Mirar hacia atrás para prevenir las cinco enfermedades y las siete heridas".
Las cinco enfermedades conciernen a los cinco órganos: corazón, pulmones, hígado, riñones y bazo, mientras que "las siete heridas" representan las siete emociones que debemos aprender a manejar: ira, alegría, tristeza, pavor, miedo, preocupación, obsesión. De lo contrario, su exceso o inhibición es una fuente de enfermedad que afecta a los órganos.

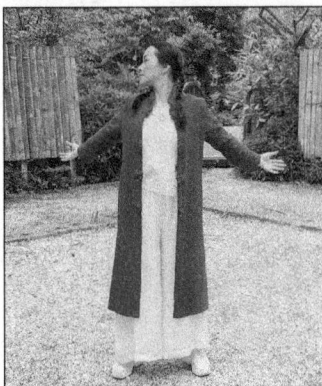

5. *Yao tou bai wei qu xinhuo* (摇头摆尾去心火), "Sacudir la cabeza y la cola para calmar el fuego del corazón".
Este movimiento estimula los pulmones y reduce el "fuego" del corazón si es excesivo.

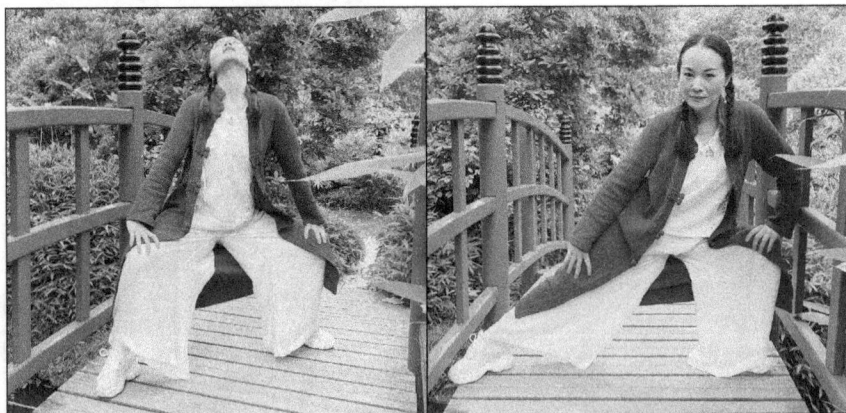

6. *Liang shou pan zu gu shen yao* (两手攀足固肾腰), "Agarrar los dedos de los pies para fortalecer los riñones".
Movimiento para tonificar los riñones, como el nombre sugiere.

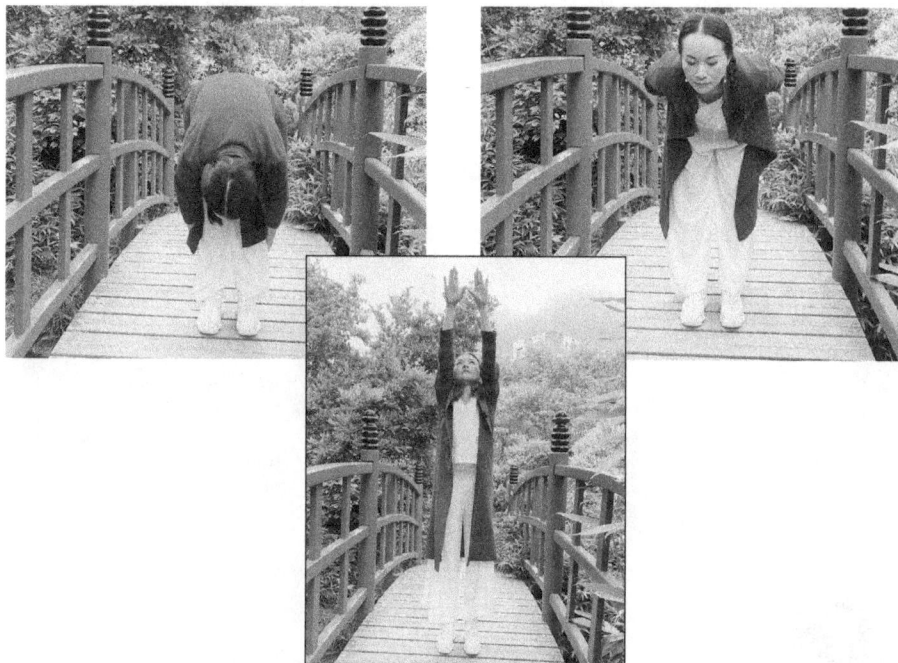

7. *Cuan quan numu zeng qili* (攒拳怒目增气力), "Apretar los puños con los ojos de fuego para aumentar la fuerza física".
Ejercicio que coordina la concentración, la fuerza y la respiración vital. Estimula la energía del hígado y elimina sus bloqueos, incluyendo el estrés, el nerviosismo y la ansiedad que dañan este órgano.

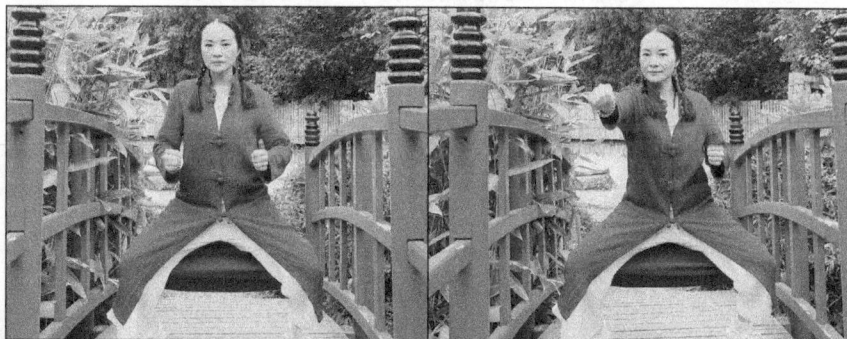

8. *Bei hou qi dian bai bing xiao* (背后七颠百病消), "Levantar suavemente y soltar siete veces los talones para tratar la enfermedad".

Este movimiento activa los meridianos de los pies, realinea las vértebras lumbares y promueve la circulación del Qi en todos los órganos desde los riñones. Es importante terminar con este ejercicio, ya que sirve como cierre para recuperar toda la energía en la serenidad. Acompáñelo con un gesto de agradecimiento.

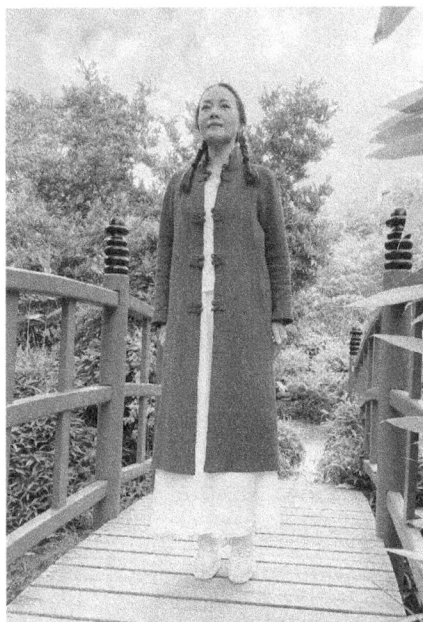

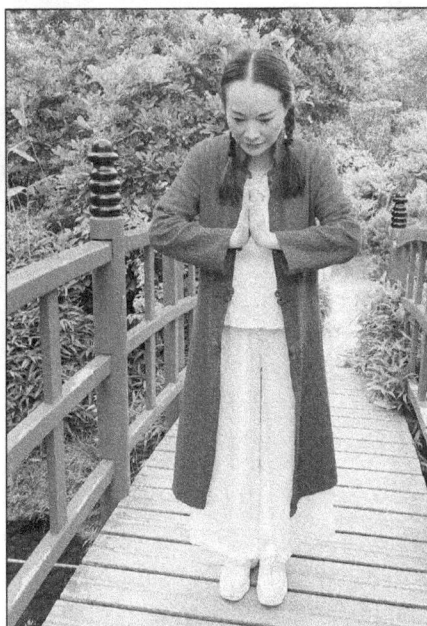

El Ba Duan Jin es una práctica suave y ligera que permite estimular y conservar la energía en el cuerpo, para ayudarnos a (re)encontrar el equilibrio Yin y Yang, no sólo en período de confinamiento, sino también durante el resto del año.

Conclusión

La medicina tradicional china y sus diversas técnicas han demostrado que el Covid-19 y otros virus no son imbatibles, sino todo lo contrario: todos lo hemos experimentado juntos durante este difícil período, en Francia, Italia, China...

Otras epidemias ocurrirán, aunque sea gripe estacional, o incluso el Covid-19 nuevamente. Para resistirlas mejor, no hay que esperarlas, sino estimular la prevención, adoptando progresivamente los preceptos y hábitos recomendados por la MTC, sin forzar, simplemente aprovechando sus beneficios, a través del conocimiento de los alimentos, escuchando a nuestro cuerpo, sabiendo comunicarnos con él, por el método suave que puede convertirse en una práctica diaria y embellecer nuestra vida.

Así que fortalezca su sistema inmunológico,

Libere su energía,

¡Y cuídese!

Anexo 1

El diagnóstico de la lengua

Hemos visto su importancia en las páginas anteriores, particularmente en la fase de confinamiento y cuidado a distancia. De hecho,
en la medicina china, esta herramienta es crucial para detectar
problemas de salud en un paciente. Hay dos tipos de diagnóstico:
apariencia y capa superficial.

1) Apariencia:
   – color: rosa, pálido, rojo, rojo oscuro o carmesí, rojo púrpura;
   – forma: pastosa, delgada, agrietada, con marcas de dientes,
irritada;
   – condición: dura, débil, flotante, temblorosa, desviada.
   Por ejemplo, un paciente que ha tenido un derrame cerebral
tendrá la lengua temblorosa.

2) Capa de la lengua:
   – color: blanco, amarillo, gris, negro;
   – forma: gruesa, húmeda, seca, pastosa y exfoliada.

Es posible evaluar el nivel de energía, alta o baja, observando el
estado de la lengua. Por ejemplo, el color rosa indica una fuerte
energía y una buena circulación sanguínea, mientras que la lengua
pálida indica energía y sangre insuficientes, una ligera capa blanca
con brillo indica una fuerte energía estomacal, la lengua sin capa
pero agrietada indica lo contrario, es decir, una deficiencia de la
energía Yin del estómago.

La observación de la lengua ayuda a localizar el origen de la enfermedad: si el color es rojo, la enfermedad está relacionada con la energía; rojo oscuro, afecta a la sangre; una capa fina indica que el origen de la enfermedad es superficial; una capa gruesa, que la enfermedad está dentro del cuerpo.

La lengua también se utiliza para distinguir la naturaleza de la enfermedad. Si hay petequias1, hay un estancamiento de la sangre. Si está pastosa, puede verse como una deficiencia de flema o de energía. La capa amarilla proviene principalmente del exceso de calor y la capa pastosa es causada por la flema, la humedad y la acumulación de alimentos.

Asimismo, la lengua puede utilizarse para determinar el curso de la enfermedad. Por ejemplo, si la superficie cambia de blanco a amarillo, y luego de amarillo a gris o negro, significa que la enfermedad se transmuta de la capa superficial a la interior, de frío a caliente, lo que marca el empeoramiento de la enfermedad. Cuando la capa de la lengua se adelgaza, significa que la enfermedad se está curando.

Aquí hay un resumen de varios tipos de apariencias y capas de la lengua en la vida cotidiana:

– Apariencia de la lengua

1. Rosada, capa blanca fina: buena salud y buen equilibrio del Yin y el Yang.

2. Agrietada: deficiencia básica de Yin, como la tierra seca y agrietada. Las grietas son visibles en la capa de la lengua en cantidades y profundidades variables y de diversas formas.

3. Con marcas de dientes: es un signo de exceso de humedad.

4. Gruesa y pastosa: debilitamiento de la energía corporal Yang y humedad.

– Capa de la lengua

1. Delgada y blanca: indica buena salud y un buen equilibrio del Yin y el Yang, lo que corresponde a una situación normal. En caso de enfermedad, la fina capa significa que la enfermedad permanece en la superficie y no ha penetrado en el cuerpo.

2. Delgada con una ligera capa blanca: frío superficial.

3. Blanca y gruesa: una combinación de frío y humedad.

4. Blanca, resbaladiza y viscosa: presencia de flema en el cuerpo o humedad atrapada en el bazo.

5. Amarilla, muy viscosa, como si estuviera cubierta con una capa de pintura amarilla. La capa amarilla pastosa se forma por la combinación de calor y humedad. El color amarillo indica calor y acumulación de energía Yin negativa, signos de sobrealimentación e indigestión.

6. Gris: la enfermedad está empeorando, atacando los órganos del cuerpo desde el exterior hacia el interior.

7. Negra: transformada de la capa amarilla o gris, indica que la enfermedad es extremadamente grave. La superficie negra y seca es causada por el calor y la extrema deficiencia de Yin. La punta negra y seca de la lengua indica que el corazón tiene exceso de energía Yang. Una capa negra y resbaladiza indica que el Yang está extremadamente debilitado y el Yin es extremadamente frío.

Correspondencia de la lengua con los órganos internos del cuerpo:
– Punta de la lengua: corazón y pulmones;
– Mitad de la lengua: bazo y estómago;
– Borde izquierdo: hígado;
– Borde derecho: vesícula biliar;
– Raíz: riñones.

Diagnóstico por medio de la lengua

Hay un viejo dicho chino que dice:

El pulso puede mentir, pero la lengua dice la verdad.

En la medicina tradicional, el estado de la capa de la lengua es una señal enviada por el cuerpo. Los ancianos usaron su sabiduría para examinar la capa de la lengua, dejándonos con un inconfundible y valioso patrón de identificación para las futuras generaciones de... sus pacientes.

Anexo 2

Algunas palabras específicas de la medicina tradicional china relacionadas con el Covid-19

Por supuesto, el término Covid-19 no existe en la medicina tradicional china, pero aquí están los términos que ayudan a entender sus síntomas y los tratamientos a aplicar:

传统中医 (Zhongyi), MTC (Medicina Tradicional China)

风 (Fēng), Viento

风热 (Fēng Rè), Viento caliente

风寒 (Fēng Hán), Viento frío

风湿 (Fēng Shī), Viento húmedo

风燥 (Fēng Zào), Viento seco

八纲 (Bā Gāng), Ocho principios (de diagnóstico)

表里 (Biāo/Li) Superficie/Profundidad

辨证论治 (Biàn Zhèng Lùn Zhì), Diagnóstico diferencial de síntomas

病因 (Bîng Yīn), Etiología[18] de las enfermedades

症状 (Zhèng Zhuàng), Síntoma

湿热 (Shī Rè), Daños por humedad-calor

卫气 (Wei Qî), Capa protectora / Defensa

湿 (Shī), Humedad

温病 (Wēn Bîng), Enfermedad tibia

湿温 (Shī Wen), Enfermedad húmeda y tibia

疫病 (Yî Bîng) / 疫疬 (Yî Lî), Enfermedad epidémica

温疫 (Wēn Yî), Enfermedad epidémica tibia

---

18. "En medicina, la etiología (o etiopatogénesis) es el estudio de las causas y factores de una enfermedad. El término también se utiliza en psiquiatría y psicología para estudiar las causas de las enfermedades mentales. La etiología define el origen de una enfermedad según los signos o síntomas, es decir, en la jerga de sus manifestaciones semiológicas". Fuente: Wikipedia.

疟疾 (Nüè Ji), Malaria

痰饮 (Tán Yīn), Mucosidades

邪 (ou 邪气) Xié (ou Xié Qî), Perversidad

伏邪气 (ou 伏气) Fú Xié Qî (ou Fú Qî), Perversidad latente

虚 (Xu), Deterioro (o vacío)

恐 (Kǒng), Medio

伤寒 (Shāng Hán), Fiebre tifoidea / Alcanzado por el frío (Resfriado).

Índice

Índice de recuadros

Créditos fotográficos

www.ingramcontent.com/pod-product-compliance
Lightning Source LLC
Chambersburg PA
CBHW030253030426
42336CB00009B/372